咬合に強くなる本 上

著者：普光江　洋

to be expert in Occlusion

クインテッセンス出版株式会社　2009

Tokyo, Berlin, Chicago, London, Paris, Barcelona, Istanbul, Milano, São Paulo, Moscow, Prague, Warsaw, New Delhi, Beijing, and Bukarest

成功に近道はない

先生方は開業医の宿命として、経営やスタッフの問題、新しい治療技術や知識の習得など多くの悩みをそれぞれ抱えていらっしゃるはずです。しかし、筆者はこれからの時代、もっとも重要なことは治療を通した患者さんとのコミュニケーションであると確信しています。歯科医療は、ある日、突然に成功するというものではありません。先生方の日々の努力が患者さんに浸透するまでは、経営を安定基盤に乗せていくことは難しいでしょう。しかし医療技術者に成功の近道はありません。

昨今、インターネットやホーム・ページで歯科医院を検索すると、今やその内容は類似品だらけという有様で、そこには差別化できるものはほとんど見当たりません。

また患者さんも同じ治療なら少しでも安くて、近いところの歯科医院を選んでいるようです。しかしながら別のルートを選択して目的地（先生のクリニック）にたどり着く患者さんもいらっしゃいます。そうした患者さんは安心、信頼に基づいた検索法を使って来院されます。そうです！「口コミ」や「紹介」ですね。先生の人柄、知識、技術、クリニックのチーム・ワークが育んだ患者さんの評判こそが、揺るぎない経営母体、ひいては先生の自信となるでしょう。

日本は、これまでの世界に類のない長寿社会を迎えています。そのなかにあって健康に老いることを皆が求めています。健康に老いるということは、いつまでも自分の口で食事を摂ることができるということです。寝たきりで、点滴や栄養チューブで生きながらえることではありません。超高齢化社会における医療の原点は、「自分の歯で食する」という動物として当たり前の生理がなされているかどうかというところです。

　私たちの担っている歯科医療はそういった意味で今後、高齢化社会のなかで重要な役割をはたす医療部門として注目されてくることになるでしょう。

　口は消化器官の入り口であるだけでなく、地球の１Ｇの重力のなかで直立した生活を送るヒトの姿勢維持に直接関与している器官です。また口は自律神経に支配される内臓器官であり、ストレスと咬合が深い相関関係にあることがわかってきています。

　８０２０が言われて久しいですが、80歳で20本の健全な歯を残すことはたやすいことではありません。そこには咬合を管理する科学が必要です。本書は、その第一歩となる日常臨床へのアプローチを「本来あるべき生理的な咬合とはどのようなものか」という視点から捉えて書いてあります。そのために、誰もが一度は日常臨床で遭遇するような症例を使って咬合の世界に導くことができないかと考えて構成してみました。おそらく読み進むうちに「臨床テクニックとその理論背景」がいつの間にか身につき、読み終えられたときには「咬合をやさしく患者さんに説明できる歯医者さん」として、患者さんが自身のＱＯＬを安心して任せることのできる頼れる先生がそこにいらっしゃることでしょう。

２００９年４月

普光江　洋

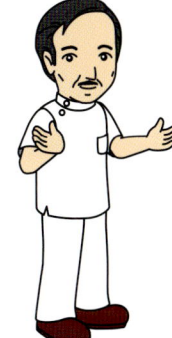

目次　上巻

第3部 セファロ分析に基づく診断

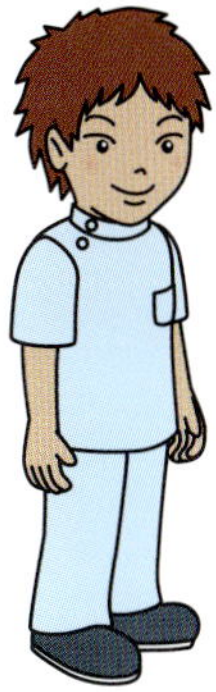

目次　下巻（別売）

装丁:サン美術印刷株式会社
イラスト:飛田 敏/満田 享

登場人物紹介

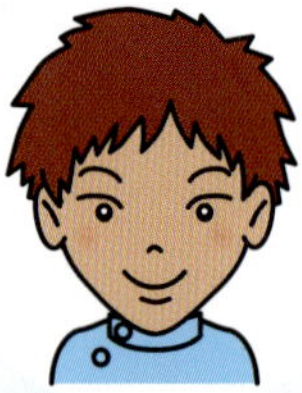

田中君

Ｆ歯科医院に勤務して３年目の歯科医師。本書の主人公。臨床に対する鋭いセンスを持ちながらも、習ったことはすぐ忘れるという特技のために理論と実践力はいまひとつ。自分が担当した患者さんの右側上顎第二大臼歯に装着したセラミック冠が破折したことで、心機一転、神田院長から咬合の特訓を受け、破折の原因解明と治療に挑む。

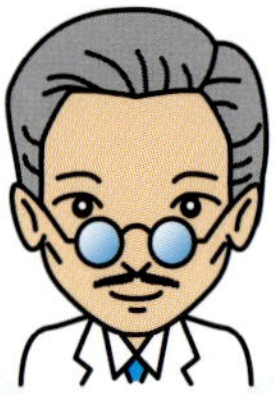

神田院長

Ｆ歯科医院の院長。鋭い洞察力を持つ歯科界の名探偵であり、咬合理論はもちろん、歯科治療の全般にわたる確かな知識、術式を持っている。田中君を困った〝ヤツ〟だと思いながらも、つねに温かく見守っている。

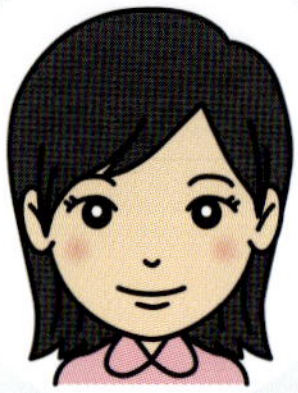

花島さん

Ｆ歯科医院に勤務する歯科衛生士。顎機能診断のアシストもできるので、院長の信頼も厚く、ときには田中君の教育係も務める。田中君が困ったときには頼りになる存在。歯科技工士の資格も持っている。

森先生

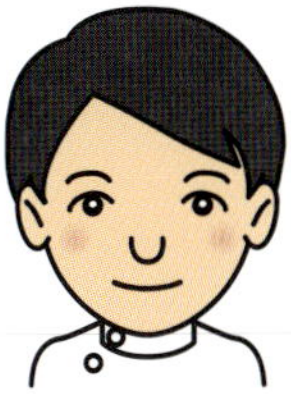

歯科矯正学が専門の歯科医師。月に数回、F歯科医院で咬合に異常がある患者さんを診療している。大学で非常勤講師をしていることを院長に見込まれ、田中君にも咬合理論と顎機能診断のやり方をレクチャーすることになった。

患者さん

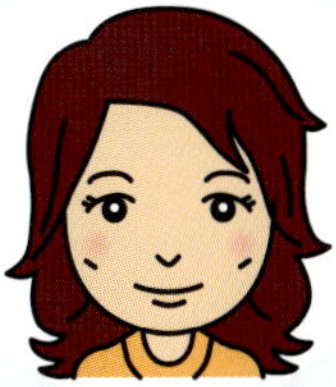

F歯科医院の患者さん。2ヵ月前に田中君が装着したセラミック冠が破折して、再来院した。遠方から通院しており、家庭のことでも悩みがある様子。

山田君

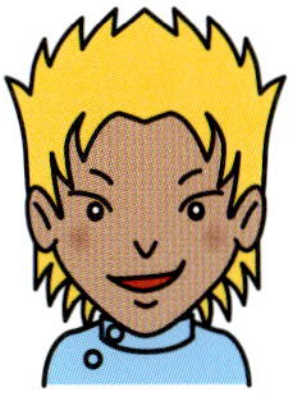

1年後にF歯科医院にやってくる田中君の後輩歯科医師。圧排糸とフロス・シルクを間違え、成長した田中君に叱られる。

本書の構成

本書は上巻と下巻に分かれています。上巻は「プロローグ」から「第3部第11項」までを収録しています。「第4部第12項」から「エピローグ」までは下巻に収録されています。

プロローグ

セラミック冠はなぜ破折したのか？

1) よくあるケースから

ある日のこと、2ヵ月ほど前に治療が完了した患者さんが再来院してきました。「今朝、朝食を食べていたら、入れたばかりの歯が欠けてしまった」と言うのです。

口腔内をのぞくと右側の上顎第二大臼歯のセラミック冠が頬側咬頭の近心隣接面部と遠心頬側咬頭にかけて大きく破折しています。対合歯は天然歯で、「2ヵ月前に装着したときには、咬み合わせも問題ないということで安心していたのですが・・・」と言うのです（図1，2）。

似たような臨床ケースの相談は多く、なかには何度やり直しても同じなので技工所を変えたという話もありましたが、ちょっと待ってください。本当にラボの問題だけなのでしょうか。ほかに考えられる原因がないか、もう一度検証してみる必要がありそうです。

歯科技工士の技術レベルが低い場合は、確かに決定的な問題ですが、それ以外の問題は大丈夫でしょうか。

プレパレーション時の対合歯とのクリアランス、セラミック冠装着時のセメントの選択と合着手順などの口腔内作業、何より重要なのはフェイス・ボウ・トランスファーを行い、全顎歯列の作業模型で補綴物を作成したのだろうかという点です。

最後臼歯の頬側咬頭は偏心運動を行った際に、もっとも咬合干渉の危険度が高い部位のひとつですから、模型を咬合器にトランスファーした状態で偏心運動を行わせ、上下の咬頭間に十分な離開量があるかどうか、対合する機能咬頭がどこを通過するのかといった問題を確認した後にワクシングできるようにラボに十分な情報を渡しておく必要があります。

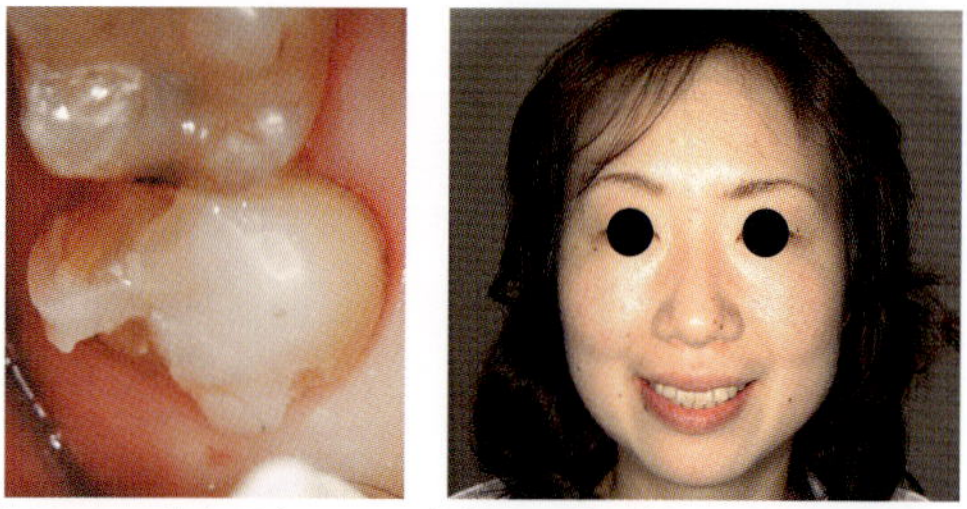

図1，2　患者氏名：S.K、年齢：36歳、性別：女性、来院日：2006年2月、主訴：右上第二大臼歯の補綴物（セラミック冠）破折。既往歴：2005年：初診、同年12月：右側上顎第二大臼歯ならびに下顎第一大臼歯にセラミック冠を装着。

このケースには咬合の重要なヒントがいくつか隠されていますので、問題点と治療手順を追いかけてみる価値がありそうです。

臨床治療を成功に導くためにはつぎに挙げる「7つのKey」をクリアーしなくてはなりません。

2) 臨床を成功に導くための7つのKey

1. 咬合のコンセプトを知る
2. 高度な診断能力を身につける
3. 基本となる確かな技術の習得
4. スピード
5. 知識の引き出しをどれだけ持っているか
6. 優秀な歯科技工士の存在
7. 3つのマネジマント能力（患者、クリニック、自己）

3) 「3つのkey」からスタートしよう

しかし、臨床経験が十分でない先生方にとっては「臨床を成功に導くための7つのkey」のハードルは少々高すぎるのではないかと思いますので、ここでは最初の「3つのkey」にフォーカスを絞り、①咬合のコンセプトを知る、②高度な診断能力を身につける、③基本となる確かな技術の習得について考えていきましょう。

残りの4つの項目を身につけるためには「目標を持ってトレーニングと研鑽を積むこと」、そして「これからの臨床経験」「研修会や講習会で接する人間関係などを

◆クリニックからラボへの情報伝達項目

①患者情報（年齢、性別、ブラキサーか否かなど）
②模型
③バイト
④フェイス・ボウ・トランスファーに必用なジグなど（写真参照）
⑤口腔内写真
⑥シェード
⑦セファロ・データ
⑧顎機能分析データ
⑨レントゲン写真

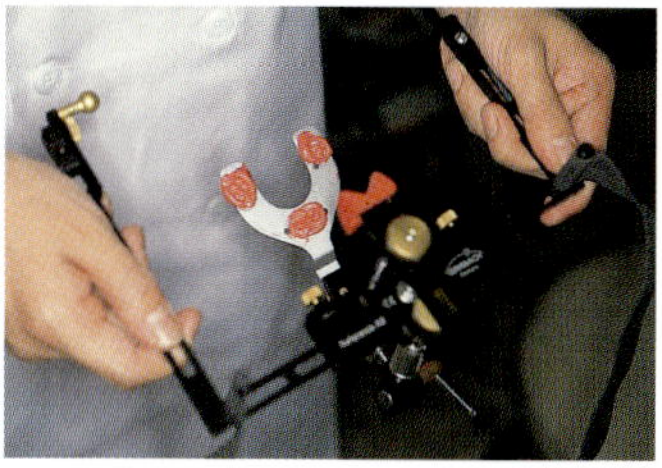

通して少しずつステップ・アップしていく」という地道な方法しかありません。

技術や経験は、お金で買うことはできませんが、優れたコーチのもとでトレーニングを受ければ、技術的なノウハウを短時間で習得することはできます。

また経験豊かな講師から、やってはならない過ちを「あらかじめ学んでおく」ことで不必要な、リスクを負う危険を回避することができます。つまり優れた先人の知識を学ぶことは最短の時間で目的に到達することのできる賢者の方法なのです。

4) 咬合は縁の下の力持ち

近年はペリオやインプラント、矯正など、それぞれの分野ごとに優れた研修会や講習会が各地で開催されていますから、最新の知識を得ることは難しいことではありません。

ところが、こうした研修会や講習会の多くは最新情報を知る、あるいはテクニックを身につけるための実習はあっても、咬合の話がまったく出てこないというコースが少なくありません。おそらく時間的な制約によるものと解釈していますが、これではせっかくの研修会や講習会も画竜点睛を欠きます。

咬合はインプラントもペリオも矯正治療も、そして審美、歯内療法に至るまでの歯科全般、さらに言えば全身の健康にまで大きくかかわっています。

とくにインプラント治療は、今や欠損補綴の主役になった感がありますが、咬合を熟知しないままに口腔内にアタックしようとする勇気のある先生方があまりにも多過ぎるのが心配です。

もちろん咬合に関する書物は多数出版されていますが、どの書物も錚々《そうそう》たる先生

◆**順次誘導咬合（Sequential functional guidance occlusion）**

①順次誘導咬合は正常に発育した個体が持つ咬合様式である。
②下顎の機能運動の誘導にはほとんどすべての歯が参加。
③後方歯から順次離開していく。
④その離開量はHCI（SCI）と咬頭傾斜角および咬合平面のなす角度から導き出される。
⑤この咬合様式は、後方歯部の咬合干渉による歯周組織の破壊や顎関節の機能不全を防止し、また最大の咀嚼効率を可能にすると考えられる。

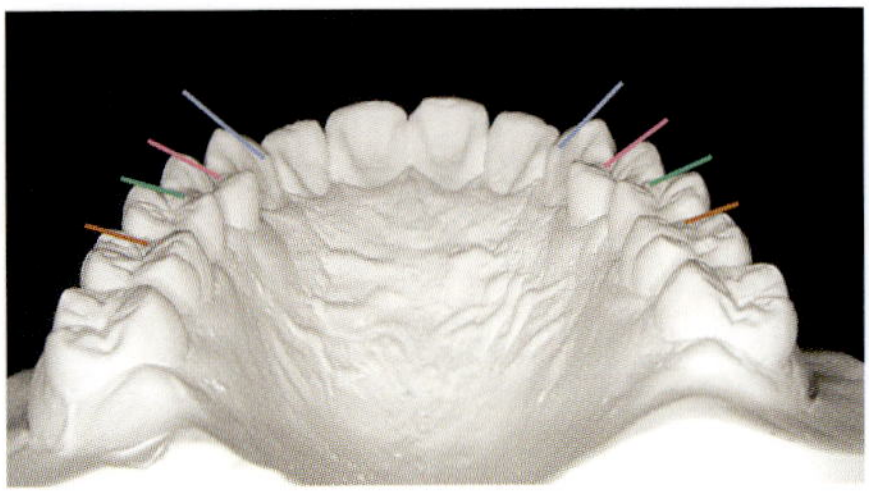

方がお書きになられていて内容も重厚なものが多いからでしょうか、学生時代ならいざ知らず「ちょっと斜め読み」というわけにはいかないところが敬遠される理由のひとつなのかも知れません。

5) 時代はデカルトからダマシオへ

さて、デカルトの「我思う、ゆえに我在り」の二元論的考え方は、今日まで西洋医学の根底に存在していたと言って良いでしょう。それは言い換えると「脳が体の支配者」であり、「身体は脳が生きるための従属物」であるということでもありました。

当然、顎口腔系も脳の支配下にあるわけですが、近年、アントニオ．R．ダマシオは自書「生存する脳」のなかで、「人の心的活動は、あくまで間断なく状態が変化する『身体』と『脳』のダイナミックな相互作用を通してのことであり、身体を考慮せずに情動も感情も、合理的な意思決定も、自己（セルフ）も意識も説明することはできない」と述べています。

この言葉の意味するところは、生命の起源をたどると「心」や「思考する脳」の以前に躯体があったということです。進化した人間においては「情動行動」と考えられる無意識下のパラ・ファンクションはヒトの大脳辺縁系レベルで、そして生命体として生きるための「原始的機能」は延髄レベルでというように管理されています（図3）。

このことは、現代人の顎口腔系を担当する歯科医師は咬合（Articulation）を考えるとき、大脳生理学をベースとした頭蓋下顎系（ＣＭＳ）と神経筋機構（ＮＭＳ）

◆Articulation とOcclusion の違い

「Occlusion」は上下歯列が互いに咬み合う関係であるのに対し、「Articulation」は一般的につぎのことを意味する。①関節結合、②発音、③下顎運動時の上下顎歯列の接触関係。つまり、上顎歯列あるいは頭蓋に対する下顎（歯列）の顎口腔系における生理運動機能を含んだ関係を表した表現ということができる[1]。

◆ＨＣＩとＳＣＩ

矢状面で計測される矢状顆路角のことを英語圏では、なぜか水平顆路傾斜角としてＨＣＩ（horizontal condylar inclination）と呼び、長くわが国においてもＨＣＩの呼称が使われてきたが、わかりにくいため、近年ではＳＣＩ（sagittal condylar inclination）の呼称が広まりつつある（第5部第17項参照）。

を無視することができない時代になっているのだということを知っておく必要があります（図４）。

6) まずはスタート

さて、前置きが長くなってしまいましたので、このあたりで最初の臨床ケースに戻ることにしましょう。

咬合理論は時代（計測機器の発展や生理的背景の解明が進むなかで）とともに変遷し、わずか数十年の間に数多くの考え方が論じられてきました。つまり団塊の世代までの間に大学を卒業された先生方が補綴の授業で学ばれたのはフルバランス咬合か、せいぜいグループ・ファンクションまでのはずです。

ですから、そのままの知識で開業され、今に至っているという先生方の咬合の知識や技術はそこで止まったままなのですが、困ったことにそれでも臨床上は大きな問題を起こすことなく過ごせているので（実際には慢性的な歯牙・歯周組織の破壊やＴＭＪの問題を生じているのですが・・・）、今さらややこしい「咬合なんて」と言うのが多くの臨床家の本音でしょう。

しかし、現実には咬合に起因したもの、あるいは細菌性のものと相まって重篤な症状を呈してしまった歯周病や、咬合に起因したクラックが原因不明の疼痛や歯髄炎を引き起こしていたということも多々見受けられますし、歯冠や歯根の破折、補綴物脱離など臨床で遭遇する問題の多くが咬合と深く結びついています。

そこで、本書では過去の咬合論や咬合様式は名称や必要に応じた解説程度にとどめ、臨床ケースの各場面のニーズに沿って「最新の咬合理論が身につけられる」よ

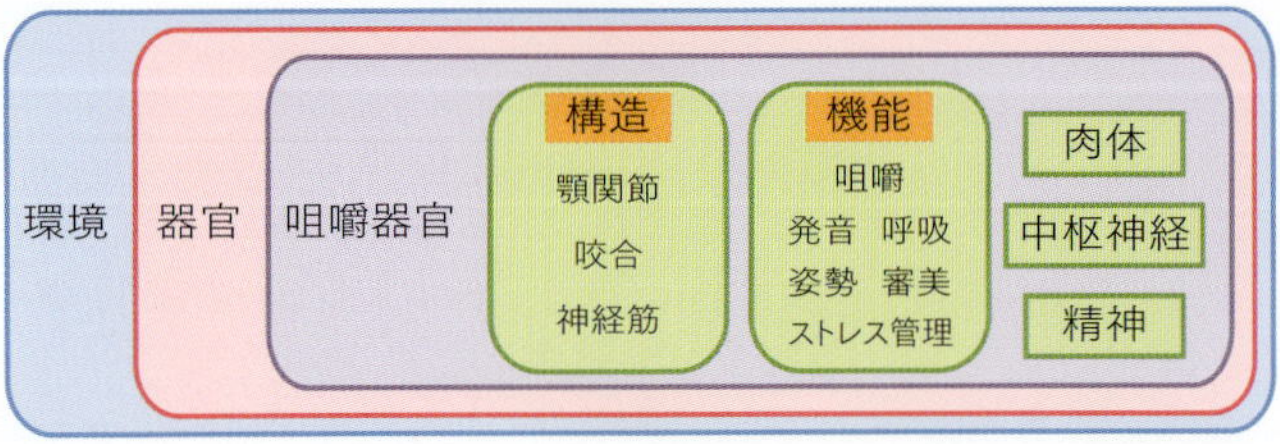

図3　生体は精神と肉体のユニットであり、咀嚼システムはストレスを受け入れるひとつの器官と考えられる。ヒトは環境からつねに影響を受ける。それがある種の心理的オーバー・ロードとなった場合、ストレス・マネジメントの心要性が生じる（The Masticatory organ：R. Slavicek）。

うに「実用的な咬合論」を展開していくことにします。

そのためにまず、第二大臼歯に装着したセラミック冠がなぜ破折したのかという冒頭の臨床ケースの原因を探ることから始めましょう。

そして、ここからは、名探偵ホームズが事件を解決するような雰囲気でいきましょう。本書ではF歯科医院院長の「神田先生」にホームズ役を、そして、そこに勤務する3年目の歯科医師「田中君」にはワトソン役を演じてもらい、数々の難問を解決していってもらいましょう。

それでは院長の神田先生と田中君の会話から聞いてみましょう。

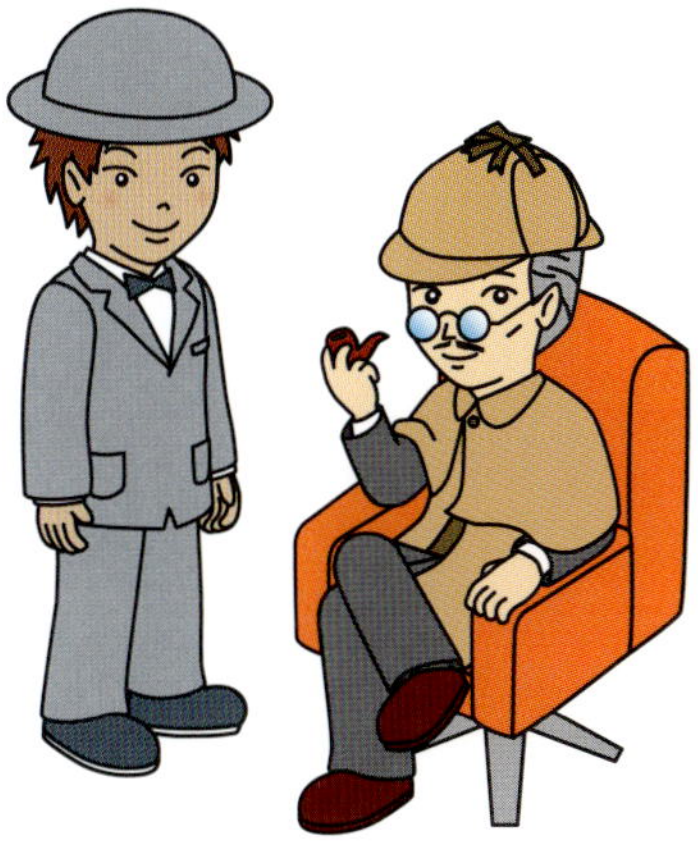

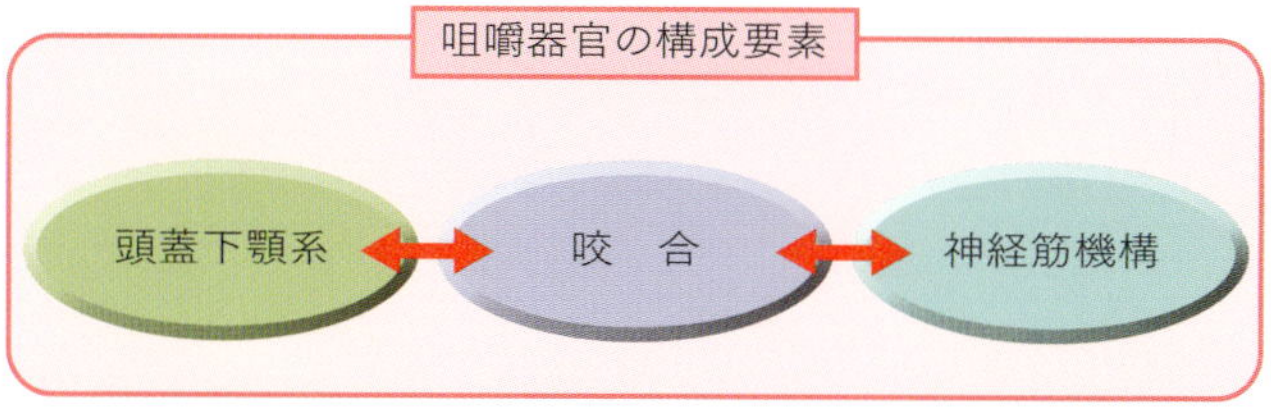

図4　咬合を単なる「咬み合わせ」で考えてはならない。咬合は顎口腔系を構成するユニットのひとつである。

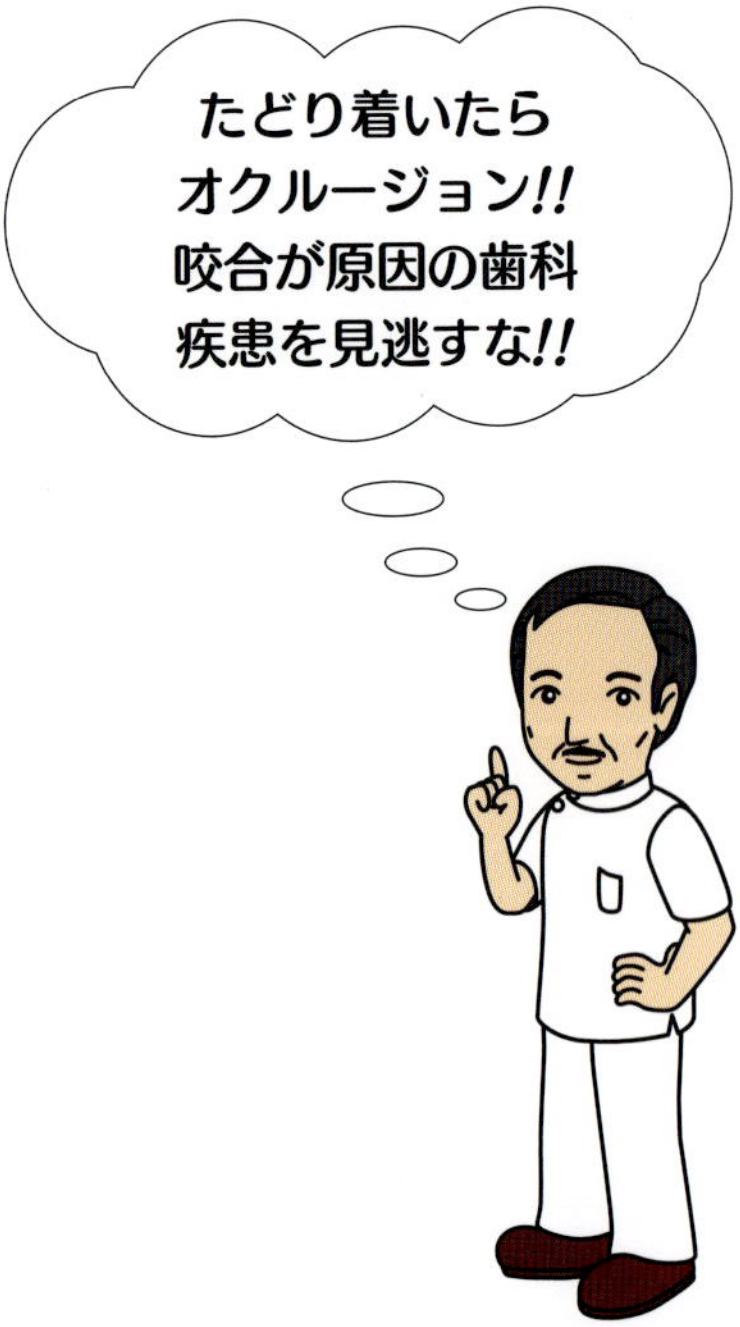
たどり着いたら
オクルージョン!!
咬合が原因の歯科
疾患を見逃すな!!

第1部

基本的な咬合器の使い方

1 咬合器は歯科医師の必需品

1) 気分は名探偵！

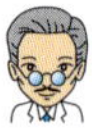
ところで田中君、そのクラウンはいつ頃壊れたのかな？

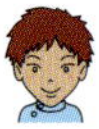
今朝だそうですよ。2ヵ月ほど前に僕がセットしたんですけど・・・。

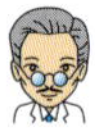
壊れたときの状況は？

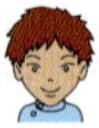
朝食でトーストを食べているときに「ガリッ」と欠けちゃったんだそうです。

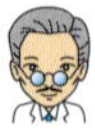
それまでの使い勝手はどうだったのかな？

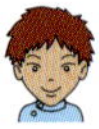
とくに違和感もなく普通で問題なかったということでしたが・・・。

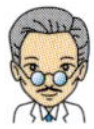
夜間の食い縛りや歯軋りなどの自覚症状はなかったのかな？

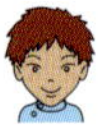
そこまでは聞いていません。

◆ブラキシズム

口腔本来の機能と関係なく、空口状態で上下歯を持続的に食い縛ったり、擦り合わせたり、また、間歇的に噛み合わせたりする習慣のこと。

なおブラキシズムはグラインディング、クレンチング、タッピングの3つに分類され、その原因には、局所的因子、全身的因子、精神的因子があるとされる[2]。

2ヵ月前の症例ならすぐに資料は出せるよね。

はい。術前のマウント模型とパノラマ写真、術前術後の口腔内写真があります。それから、作業模型も残っていました。

セファロ写真とかCADIAXデータはないのかな？

とくにTMJに問題のないケースと判断しましたので、資料はそれだけですが、今回もパノラマと口腔内写真を撮っておきました（図1-1，2）。

神田院長と田中君の最初のやり取りはこのようなものですが、先生方は何を想像されましたか。それでは、ここで私たちも彼らと一緒にあらためて症例を検討してみることにしましょう。

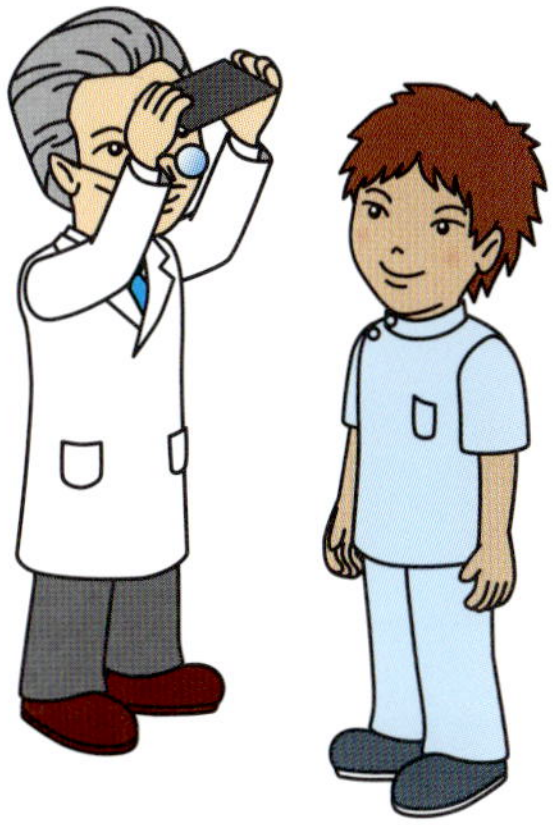

◆CADIAX
ギルバッハ社から発売されているコンダイロ・グラフに使うコンピュータ化された顎機能診断ソフトの名称。

患者のパノラマ写真と口腔内写真

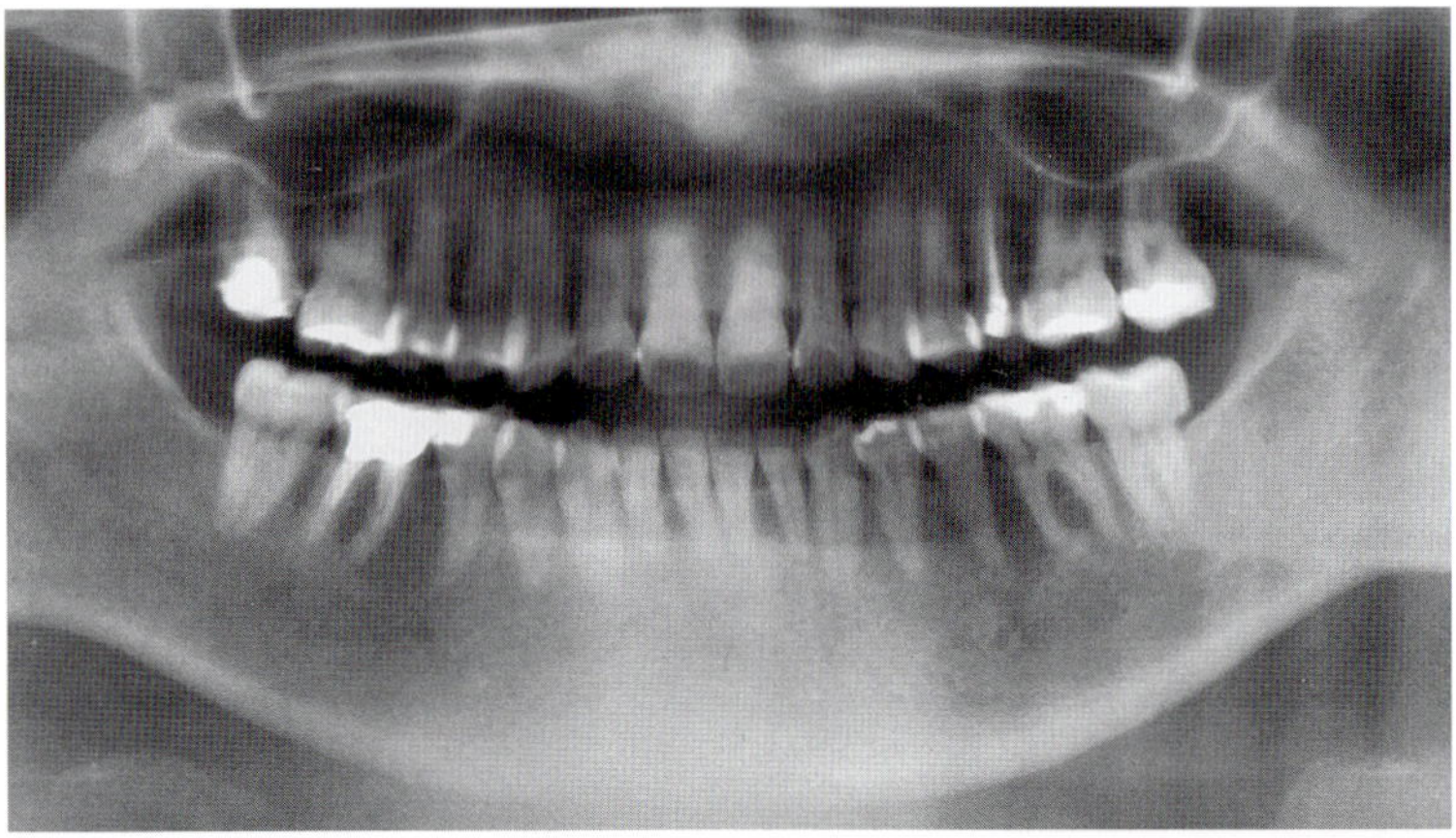

図1-1　2006年2月のパノラマ写真。

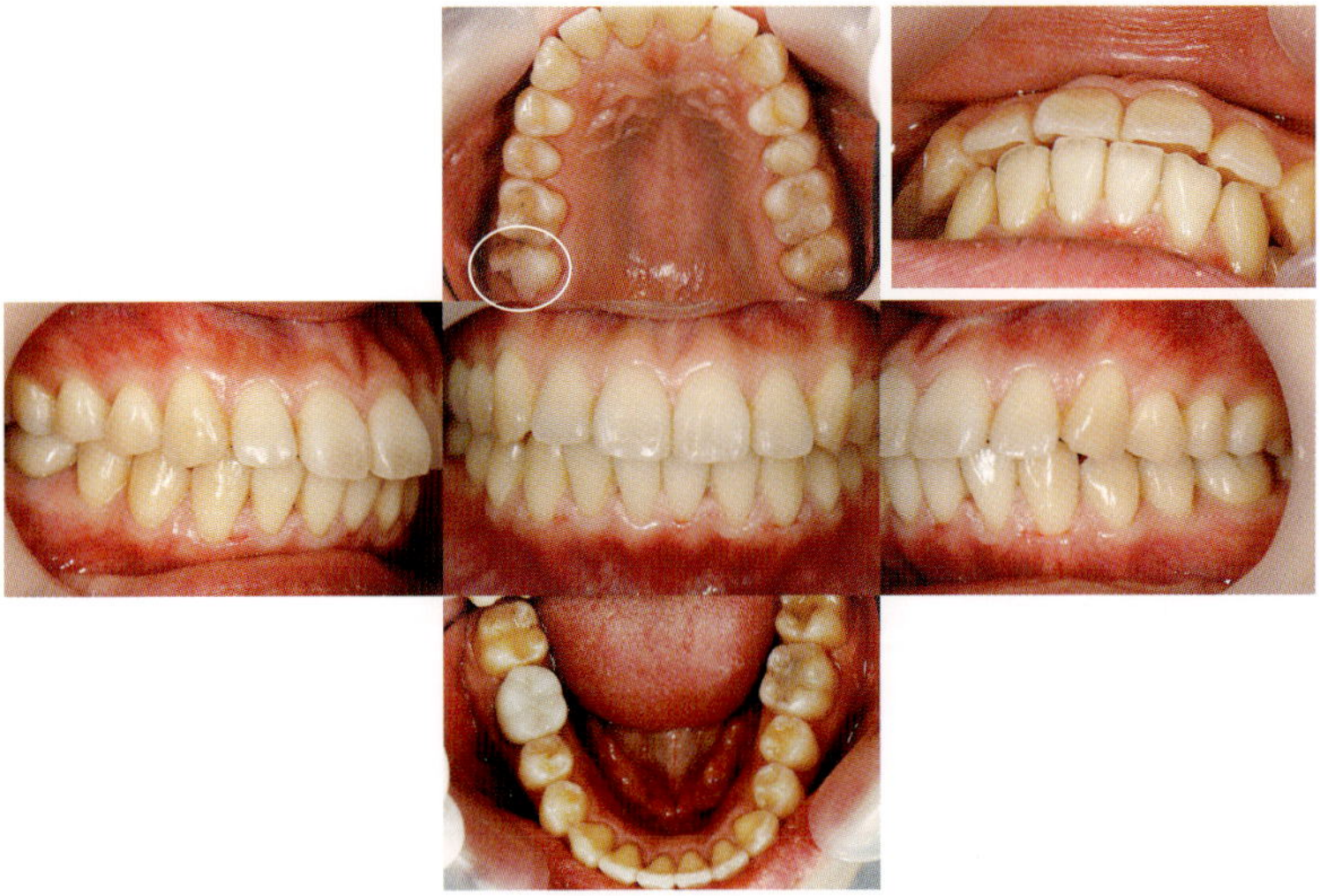

図1-2　2006年2月の口腔内写真。一見するとバランスの良い咬合状態に見える。

2) 咬合器の持ち方とハンドリング・テクニック

神田院長が術前と術後の口腔内写真を比較しているようです。続いて咬合器にマウントされた術前の模型を時間をかけて見ています。とくに偏心運動の動きをチェックしているようです。

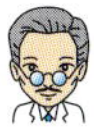
なるほど！　田中君の勉強にはピッタリのケースのようだな（咬合器を田中君に渡しながら）。矢状顆路角と咬合平面、アンテリアー・ガイダンスの角度は何度に設定したのかね？

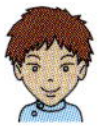
ハァ？　平均値で製作したんだと思いますけど・・・。

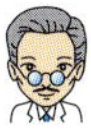
矢状顆路角の平均値は何度だね？

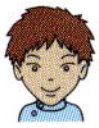
エート・・・確か30・・・。

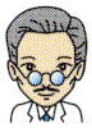
日本人の平均は43.7度（S.Sato 神奈川歯科大学、この計測データはAxis-Or. Planeを基準に計測したもので、Lundeen〈1973〉によると45度～50度となっている）だから、44度と覚えておくと良いだろう。それから田中君の咬合器の持ち方とハンドリング、危なっかしいなー。基本はしっかり身につけておかないとダメだよ。茶道や武士道の作法での形や動作の流れには理由があるように、咬合器にも作法があって、そこには繊細に模型を扱うための知恵が凝縮されているんだよ。咬合器の持ち方ひとつ取ってみて

◆偏心運動

下顎が中心位または咬頭嵌合位から偏心位へ移動する運動[3]。前方運動（プロツルージョン:protrusion）、後方運動（リツルージョン:retrusion）、側方運動に分けられ、側方運動時の外側方運動側（作業側）をラテロ・ツルージョン（laterotrusion）、内側方運動側（非作業側）をメディオ・ツルージョン（mediotrusion）と呼ぶ。

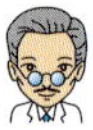

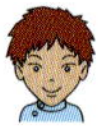

も、咬合器下弓のコンダイル部分が上弓のフォッサ・ボックスにしっかり圧接された状態、つまり設定した矢状顆路上を正確に滑走させるためのフォームがあり、大切な模型を壊さないような模型の持ち方と動かし方がハンドリング・テクニックとして考えられているんだ。お茶の作法だって茶碗の持ち方、扱い方一つひとつがお茶を楽しむだけでなく、大切な茶碗を事故から守る動作が形となったものだし、一見優雅に見える茶筅《ちゃせん》（お茶をかき回して泡を立てる道具）の扱い方も美味しいお茶を入れるために考案されたテクニックと考えると、咬合器や模型の扱いは歯科医師が覚えなくてはならない作法というべきものだよ。

つまり「咬合器道」ですか。奥が深いな～。

百聞は一見にしかず。今から私が咬合器の基本的な持ち方を教えるので（図1－3）、実際にハンドリングしてみなさい。まず、①利き手が咬合器の上弓を把持し、その親指は上顎模型の頬側歯頸部付近に添えた状態をとりなさい。②反対側の手は咬合器の下弓を下から安定するように抱え込み、親指と人差し指で咬合器の下方からマウンティング・リングごと下顎の歯列模型を包み込むように指を添える。③それから咬合器を右側方運動時は人差し指で上顎模型の右側犬歯を押し上げるようにして、④利き手の上弓はフォッサ・ボックスがコンダイルから浮き上がらないように軽く押し付けるように保持する。だけどあくまでも誘導は下顎模型に添えた人差し指だよ。左側方運動をさせるときは人差し指を下顎の右側小臼歯部分

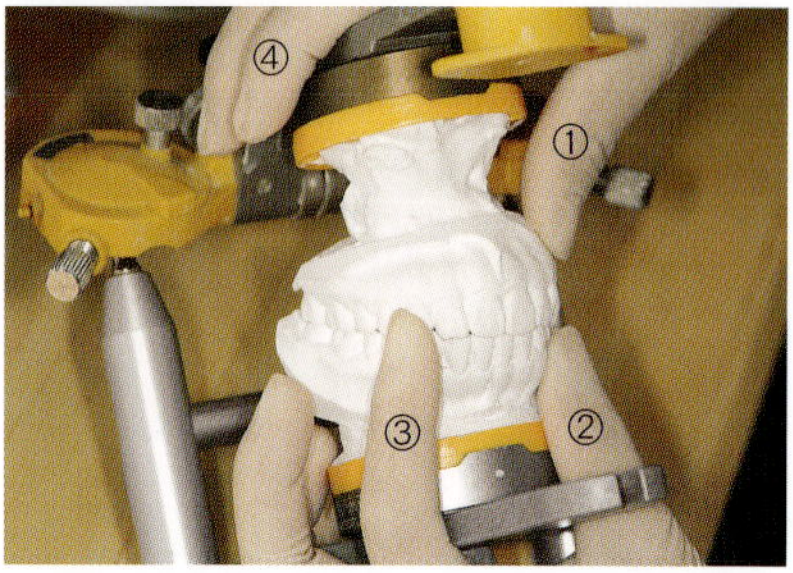

図1-3　咬合器の基本的なハンドリング。

に下げ、左手親指で上顎模型の左側犬歯を押し上げるんだ。前方運動を行わせるときも同様に、親指で左右の中切歯部分を押し上げるように誘導しなさい。ただし、利き手の右手は軽く上弓が浮き上がらない程度に添えておく程度でよろしい。両手に力を入れてしまうと動くものも動かなくなるし、大切な模型を壊してしまうことにつながってしまうので、肩の力を抜いてかつ繊細な動作を心がけることがハンドリングのコツだよ。

さて、院長が心配そうに田中君の手つきを見ていますが、本人は院長の心配など眼中にないようです。

破折したのは右側の上顎第二大臼歯だったね。右側での作業側運動と非作業側運動時に対合歯との干渉がないか確認してごらん。

エート、作業側はこの場合、右側を使って咀嚼する側のことだから下顎模型を右に移動させたときの動きを見ればいいですよね（図1－4，5）。

そうだね、作業側のことをワーキング・サイド、非作業側をノンワーキング・サイドとも呼ぶね。最近ではラテロ・ツルージョン、メディオ・ツルージョンというように呼び方が変わってきているけど同じ意味なので覚えておきなさい。

日本語だけでもたいへんッスよー。

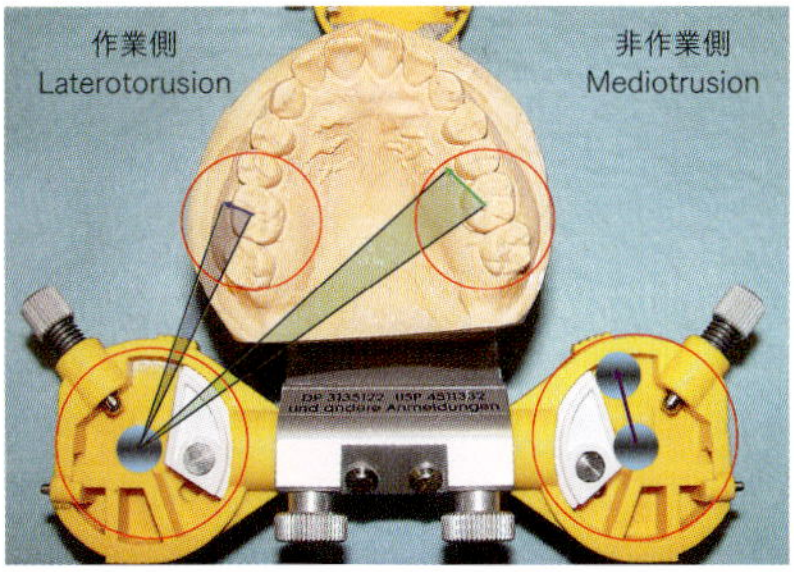

図1-4　右側方運動時のコンダイルの動きと下顎機能咬頭の運動路。

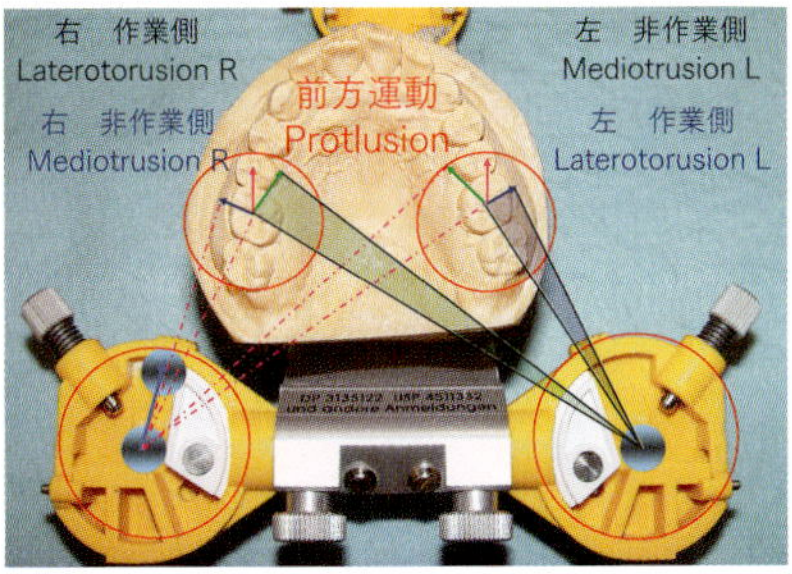

図1-5　左側方運動時のコンダイルの動きと下顎機能咬頭の運動路（実線）。

2 早期接触、咬頭干渉、咬合干渉の違いって何だ？

1）レジストレーション・ストリップスを使おう

ふむ、咬合器の持ち方が少しは先生らしくなってきたね。模型から何かわかったことがあったかな？

うーむ・・・。

咬合状態、ICP（咬頭嵌合位）での上下の咬み合わせはどうかな？

大丈夫だと思います。

外から見ただけではわからないでしょう。ちゃんとレジストレーション・ストリップス（図2-1，2）を使って1歯ずつ咬合状態を確認しなくては全体を把握できないよ。

レジスト・・・何とかっていうのは何でしたっけ？

オクルーザル・レジストレーション・ストリップス！　厚さが約12ミクロンのホイルで幅が約5ミリの短冊状になったものだよ！　これだと、ちょうど小臼歯1本分の幅に収まるので、上下の機能咬頭がそれぞれしっかり

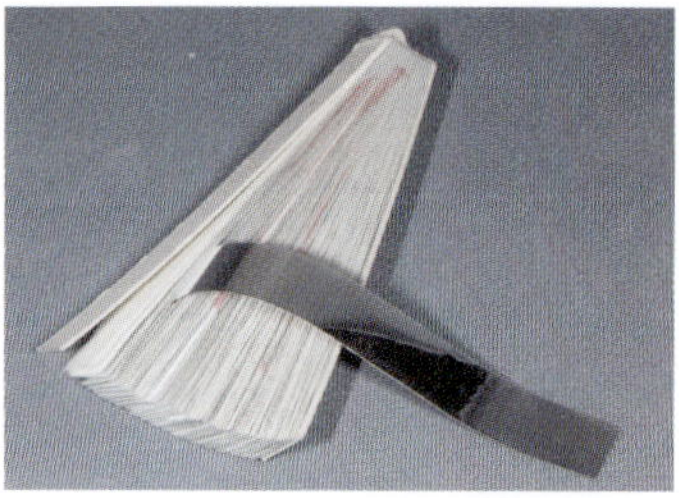

図2-1　オクルーザル・レジストレーション・ストリップス。

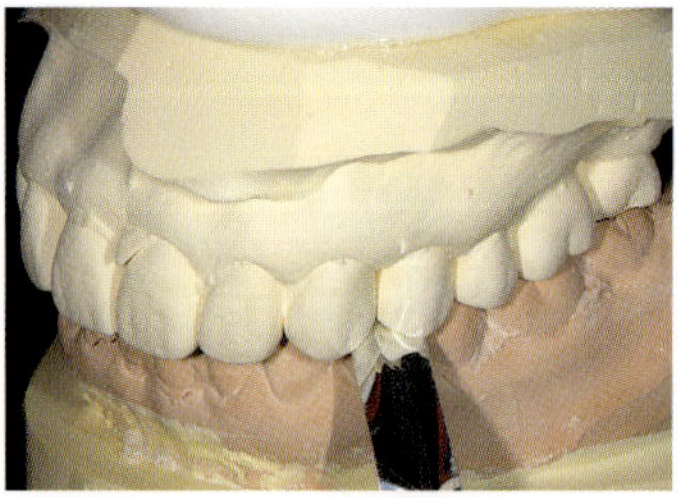

図2-2　レジストレーション・ストリップスを用いて干渉部位を確認する。確認作業は最後臼歯から1歯ずつ行っていく。

咬合しているか、どうかを確認するのに適しているんだ。手元にない場合には同じ厚さのカーボン・ホイルを使ってもいいが、ひととおり確認しただけで模型がカーボンマークだらけになってしまって、その後の偏心運動の確認の邪魔になるから、レジストレーション・ストリップスは用意しておいたほうがいいね。さあ、やってごらん！

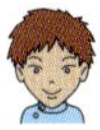
なるほどー。しっかり咬んでいるところと弱いところがありますね。

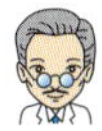
それでは今度はしっかり咬んでいるところだけ黒いカーボン・ホイルを咬ませてマークしてごらん。

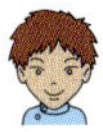
ハイ！　黒いカーボン紙ね。

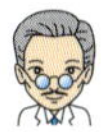
おいおい、田中君。それはいくらなんでも厚いだろう。片面にだけカーボンの付いた8ミクロン厚のホイル（図2-3）を縦にふたつ折にすれば、ちょうどレジストレーション・ストリップスと同じぐらいの幅の16ミクロンのチェック・ホイルができるでしょう。それを先ほどと同じように咬ませてごらん。咬合しているところだけをマーキングすることができるから。だけど厚手のカーボン紙を使うと確認したいポイント以外にもカーボンが付着して、確認作業が難しくなってしまうから、小さなことだけど繊細に扱う習慣を身につけること！　もうお亡くなりになられたけれど、ナソロジーの臨床を日本に定着させてくれたP．K．トーマス先生がいつも「些細なことの積み重ねが完璧を創るが完璧なことは些細なことではない」

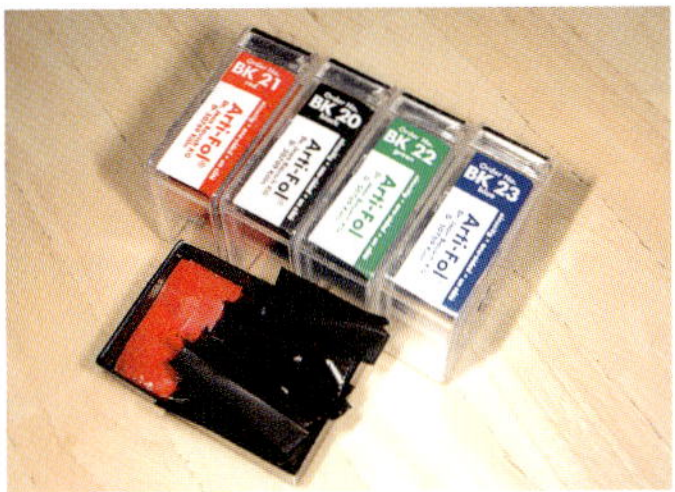

図2-3　8ミクロンのカーボン・ホイル。4色そろえておくと良い。

という意味のことを仰っておられたが、「基本を大切にしないと、いい加減な技術しか身につかない」ということだよ！

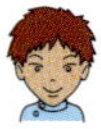

了解です。院長。

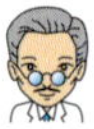

ヤレヤレ・・・。

2) 「ナソロジー」って何ですか？

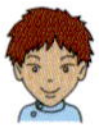

ところで院長、「ナソロジー」ってどういう意味ですか？

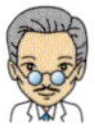

語源はギリシャ語で、「ナソス」が顎で「ロゴス」が理論という意味だったかな。この2つの言葉を合わせた造語が「ナソロジー」で、顎咬合学とか顎口腔系の学問の総称として認知されていたけれど、最近の若い先生方は審美歯科やインプラントといったハデな治療ばかりに目がいって、そのベースにある咬合を深く考えていないようにみえるな。

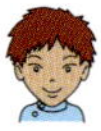

なーんか、咬合学って理論ばかりで、ゴチャゴチャしてるじゃないですか。本を読んでも頭に入っていかないというか、頭が勝手に拒否しちゃうんですよね。

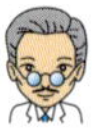

だから治療したはずのセラミック冠が壊れたんじゃないのかな？ その原因を自ら探求することで、ナソロジーを生きた理論として学べるというのだから最高だろ！

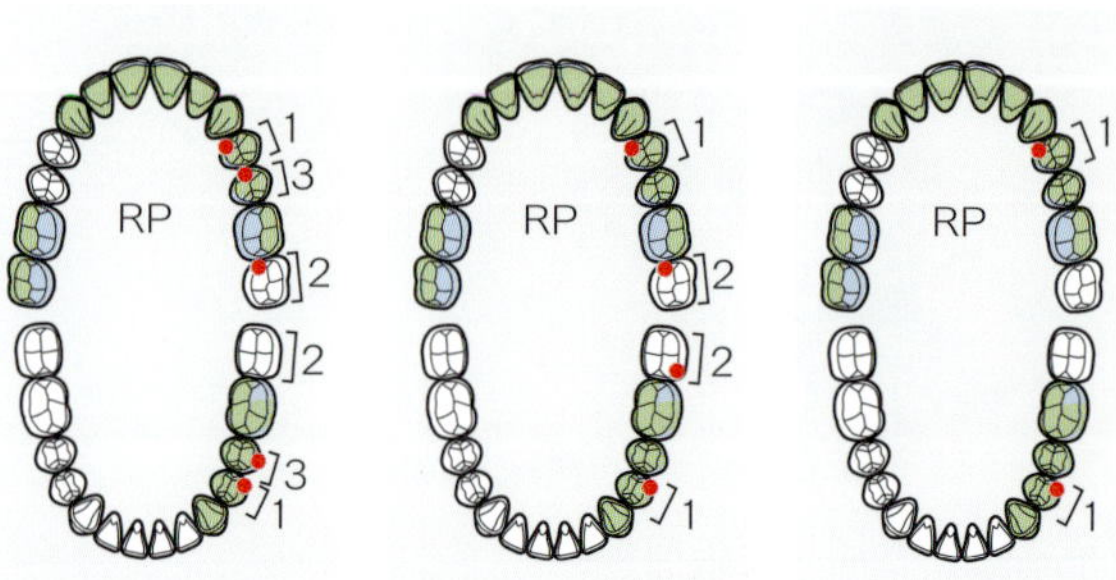

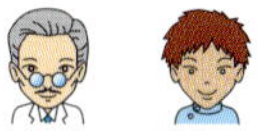

院長、上手いな〜。乗せるのが。

さあ、つぎは偏心運動のチェックだ。まず、先ほどと同じようにレジストレーション・ストリップスを咬ませて咬合器の下弓を左に側方運動させてごらん。最初は第二大臼歯から始めて、順番に前方の歯に移動していけばいい（図2-4〜8）。下顎を左に動かすから、左側の歯列が作業側（ラテロ・ツルージョン）だ。そのときの右側が非作業側（メディオ・ツルージョン）。これはさっき教えたよね。左側のチェックだけでなく左側方運動時の右側の干渉がないか調べることが重要だよ！　もしも右側大臼歯の舌側咬頭が破折していたとしたら、このときに干渉があったと考えることが可能性として第一番目に挙げられることになるんだ。

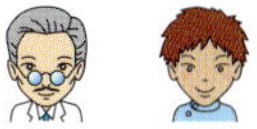

それで何を調べるんですか？

ディスクルージョンしているかどうかを診るんだ。側方運動したときにちゃんと犬歯がガイドして、犬歯より後ろの臼歯群が干渉を避けて上下歯列が離開しているか確認するんだ。側方運動をさせたときに、しっかりと咬んでいたレジストレーション・ストリップスが側方運動させると同時に抜ければ、上下の歯は離開しているということだし、しばらくストリップスが抜けずに引っ張られるような手ごたえがあるようなら、離開していないということになる。これを左右の臼歯部ですべて確認していくわけだけど、手際良くやれば、そんなに時間のかかるものではないが、重要な作業

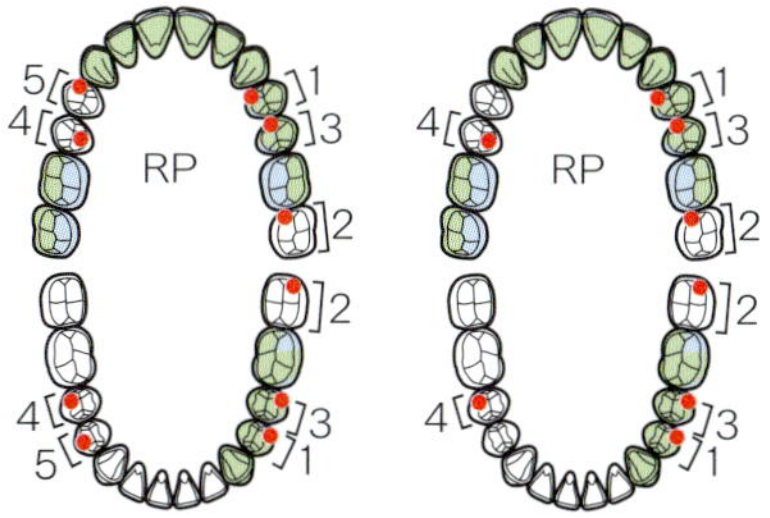

図2-4〜8　早期接触や咬合干渉が認められるときには、模型の削合を行うが、削合部位と順番は図に示したように用紙に記録しておく。

だから必ず確認するという習慣を身につけること！　わかってくれるかな？　田中君！

了解です。院長！　偏心運動のチェックを始めます！

3) 偏心運動時の咬合干渉は要注意

終わりましたー。すべてディスクルージョンしてると思います。

つぎは反対側だ。問題のあったのは右だったね。壊れ方に何か特徴はなかったかな？

エート、確か隣接面コンタクトから頬側咬頭側が大きく壊れていました。

なるほど、それがどんなことを意味しているか田中君ならわかったんじゃないかな？

もう、ピカチューですよ！

なんだい、ピカチューというのは？

頭のなかに電球がピカッと点灯したんですよ！

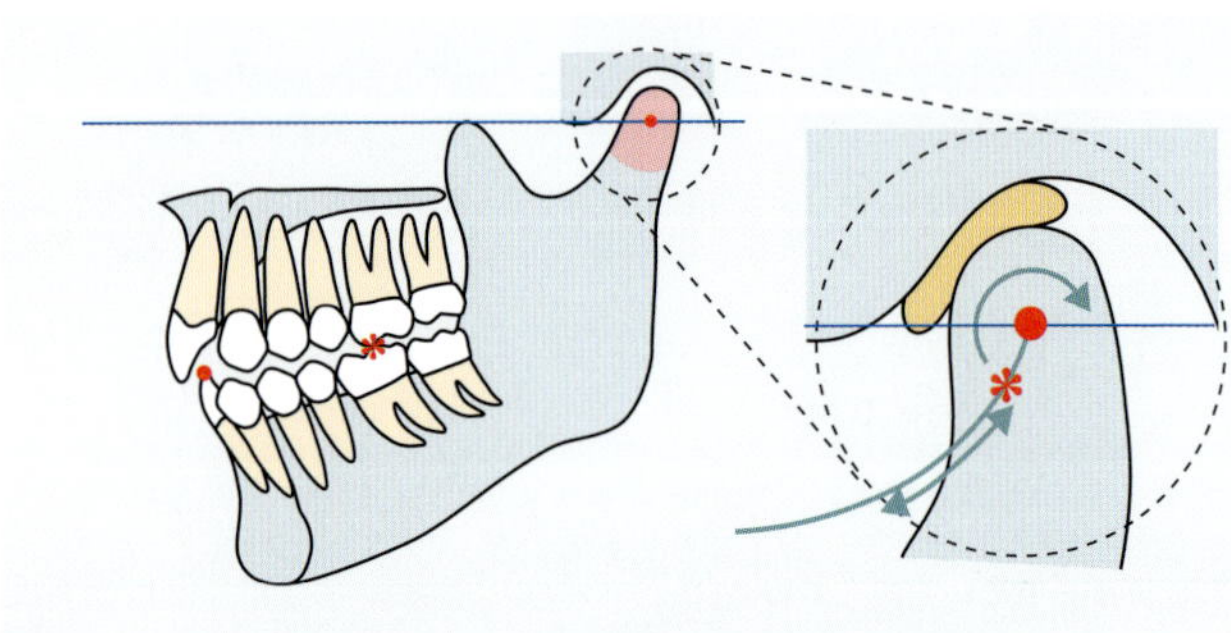

図2-9　早期接触。閉口路での干渉（参考文献4より引用・改変）。

ヤレヤレ、それで答えは？

顎を右に動かしたときの干渉しかないっしょ！

ホーッ！　よく気づいたね。さすが田中先生だ！

へへへっ・・・。やっと先生に格上げしてもらえましたね！

でも、もう少し咬合学用語を使って説明してくれるかな？

エート、顎を右に動かしたということはですね、右側の作業側でディスクルージョンできずに対合歯の咬頭が上顎の頬側咬頭にぶつかったとしか考えられないということですよね。

ウン。右側、ラテロ・ツルージョンでの咬合干渉がもっとも考えられる要因ということだね。ちなみに干渉には早期接触（図2-9）、咬頭干渉（図2-10）、咬合干渉（図2-11）の3つがあるけれど、この場合はICPからの偏心運動時の干渉、つまり滑走運動中の干渉だから咬合干渉ということだ。意外に第二大臼歯の頬側咬頭は咬合干渉が原因でセラミックの破折を引き起こしていることが多いのだよ。今回の田中君のケースでも咬合干渉の存在がなかったかどうかを検証する必要がありそうだね。

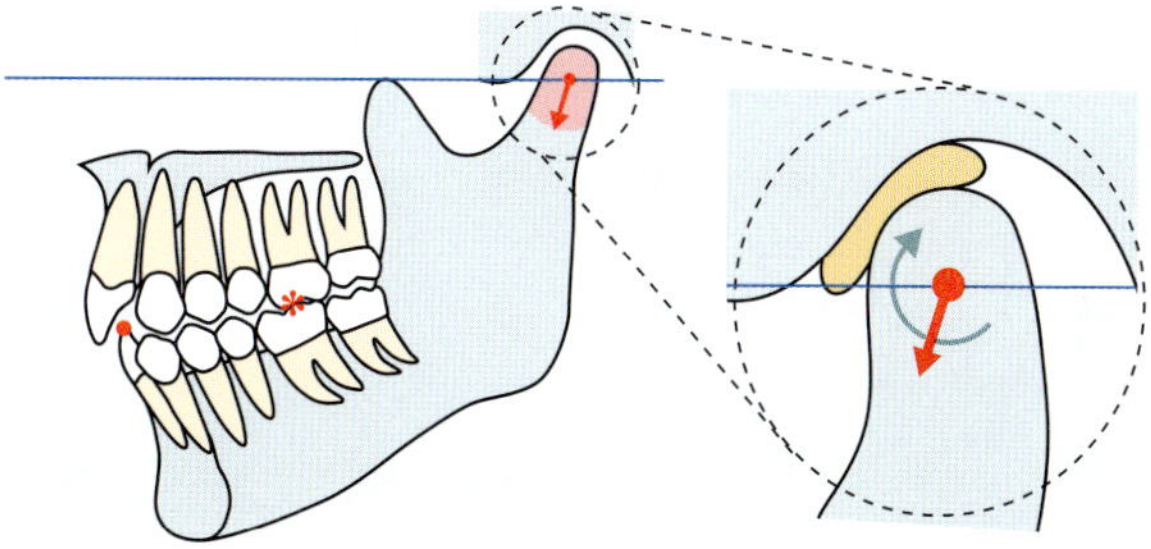

図2-10　咬頭干渉（参考文献4より引用・改変）。

どうすれば検証できるんですか？

やり方は同じだ。最後にガイドする犬歯がきちんと臼歯群をディスクルージョンさせているか確認してごらん。ちゃんとガイドしていなければ、残っている歯牙の咬合面に咬合干渉の証拠が見つかると思うよ。

証拠っていうのは？

異常な咬耗による平滑な小面がファセットとして咬合面にできてるはずだし、歯頚部には楔状の欠損であるアブフラクションがあることも多いね。

院長、発見しました！　右側は上下の犬歯のガイドが作業側運動の途中までありません。ファセットもありました！　だけど口のなかも診ないで院長はホント、名探偵ポワロかシャーロック・ホームズ、いや、ちょっとヨレヨレのコロンボみたいですね。

おいおい、馬鹿なことを言ってないで、前方運動の確認作業が残っているよ。

了解！　・・・完了しました！

じゃあ、今日はここまでにしておこう。これだけでは資料が足りないから、次回のアポのときにセファロ写真とコンダイロ・グラフを採るようにしよう。田中君はまだコンダイロ・グラフを採得したことがなかったかな？

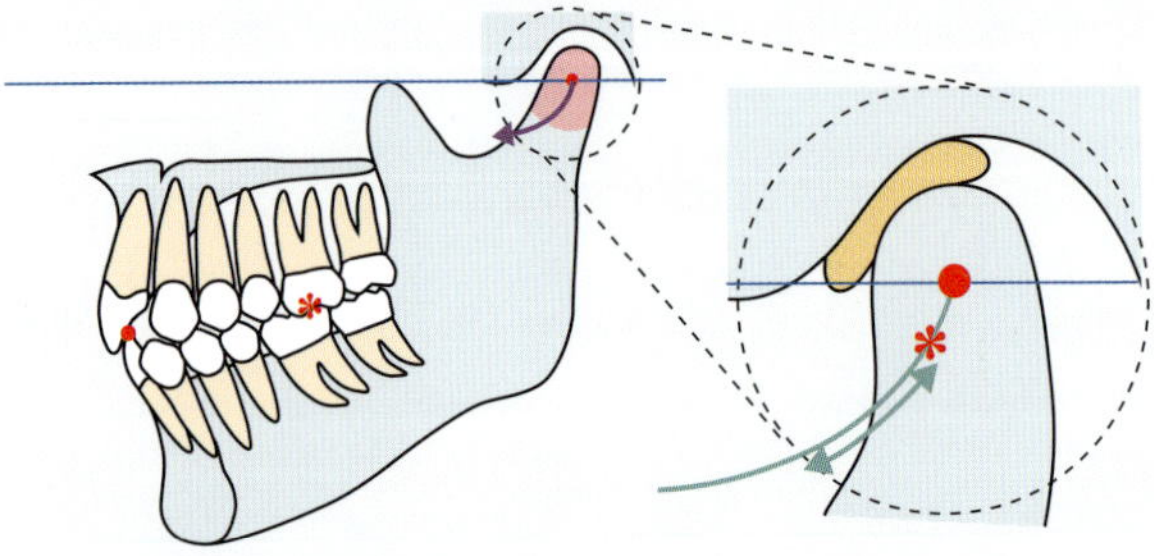

図2-11　咬合干渉（参考文献４より引用・改変）。

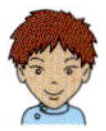
院長の採っているところを見たことはありますが…。

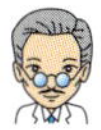
つぎのアポは何時になっているのかな？

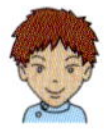
明後日です。

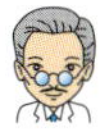
そうか、それはちょうどいい。森先生が矯正の指導に来られる日だから、彼に教わりながらやってみなさい。ついでにセファロ・トレースも勉強しなさい。私から森先生にはお願いしておくから。

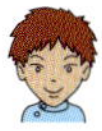
森先生ですか？　怖そうだからな～、あの人。

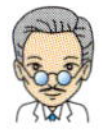
彼は大学でも学生に教えているし、教え上手だから大丈夫！　それより、コンダイロ・グラフとセファロについて明後日までにしっかり予習しておきなさい。

田中君と院長のやり取りの間に重要なポイントを整理しておきましょう。これから計測の基準となる平面としてAOP（アキシス・オルビタール・プレーン）を用いていくことを覚えておいてください。

矢状顆路角や矢状切歯路角、咬合平面、咬頭傾斜角を表すS1／S2といったS値やRAG（相対切歯路角）、RCI（相対顆路角）はすべてAOPを基準とした計測値を用います。患者さんの顎頭蓋の位置関係を咬合器にトランスファーする場合、

◆**コンダイロ・グラフ**
ギルバッハ社の顎機能診断装置。

下顎の後方基準位に左右のTHP（ターミナル・ヒンジ・ポジション）、前方基準点にOr（オルビタール）を用いると、咬合器の上弓の平面がAOPと一致するので補綴物への角度設定や計測が行いやすい利点があります。

また、セファロ上での計測データと咬合器にマウントされた模型はAOPを基準とすることでオーバー・レイ（データの重ね合わせ）させて評価できます。つまり患者さんの顎頭蓋データに対してAOPという基準平面を共有することで、咬合器、セファロ・グラムから三次元的評価をすることができるようになったのです。これにAOPを基準とした下顎運動の機能診断データを加えれば時間軸を加えた四次元診断ができます。

この後、田中君は顎機能診断装置であるコンダイロ・グラフに挑戦することになるのですが、果たして、どうなるでしょうか。

なお基準平面にはカンペル平面やアキシス平面（後方基準点にTHA・トランスバース・ホリゾンタル・アキシス、前方基準点に上顎右切歯切端から眼窩下縁中点に向かい43ミリの点を通る平面）などいくつかありますが、解剖学的に根拠のある位置を用い、セファロ上で評価できる基準平面という意味ではAOPを用いたほうが臨床的意義はより大きくなります。

第2部

顎機能診断テクニックを身につけよう

3　咬合器とコンダイロ・グラフ

1）森先生登場

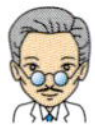
おはよう。森先生、今日は田中君をよろしく頼むよ。田中君、森先生を紹介するからこちらにいらっしゃい。

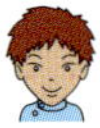
おはようございます！

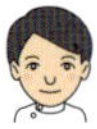
森です。よろしく！

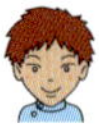
田中です。今日はよろしくご指導のほどお願いいたします。

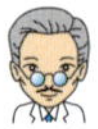
まるで借りてきたネコのようだね。ところで森先生、昨日お願いしたように今日は田中君の患者さんを一緒に診てあげてほしいんだ。コンダイロ・グラフの操作法とセファロの見方を教えてやってくれないか。午前中にコンダイロ・グラフを使った顎機能計測をして、午後からセファロ分析の予定でどうかな？

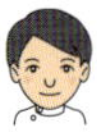
いいですよ。さっそく準備に取りかかりましょう。今日は、もうひとり助手がいたほうが良さそうですね。

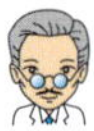
そうだな・・・。衛生士の花島君についてもらおうか。ベテランだし、コンダイロ・グラフのことはいつも扱っているから安心だ。おーい、花島君、

◆補綴治療にセファロ分析が必要な理由

①骨格の傾向と個性を知ることができる。
②基準値からの逸脱の程度を知ることができる。
③骨格に対する歯軸傾斜を知ることができる。
④咬合平面を計測できる。
⑤歯軸とクロージングアキシスの関係を知ることができる。
⑥Lower Facial Heightを知ることができる。
⑦AOD（アングル・オブ・ディスクルージョン）を評価できる。

こっちに来て。

お呼びですか？　院長。

院長！　僕の立場というものが・・・。

何事も勉強だよ。それに森先生はちゃんと田中先生を立ててくれるから大丈夫だよ。じゃあ、花島君、後は頼んだよ！

頑張りましょう、田中先生！

田中君は不満そうですが、花島さんはコンダイロ・グラフのセット・アップの準備に取りかかっています。

さっそくですが、田中先生、コンダイロ・グラフを扱ったことありますか？

自慢じゃないですがありません！

それじゃ、患者さんが来るまでにコンダイロ・グラフがどんなものかを説明しておきましょう。フェイス・ボウは採っていますか？　どこのメーカーのものを使っているのかな？

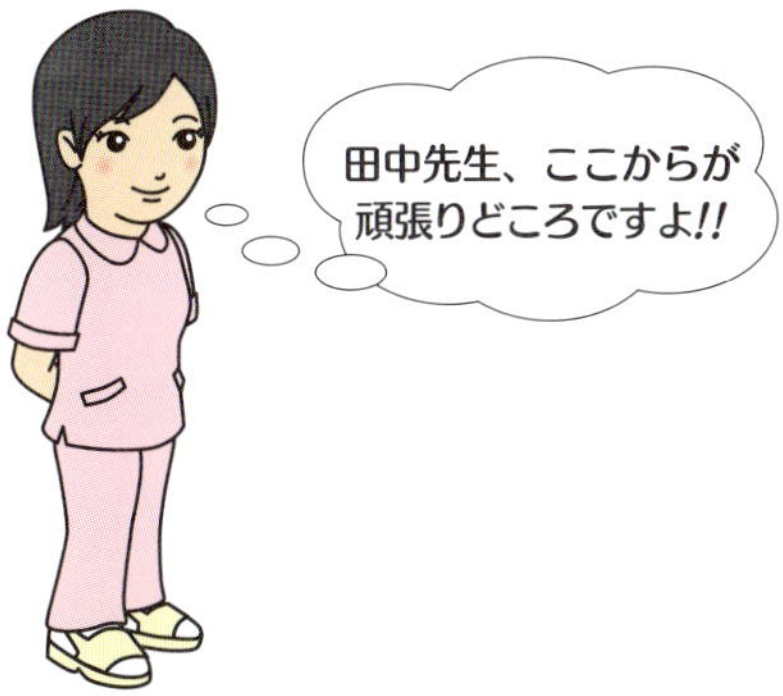

各種フェイス・ボウ

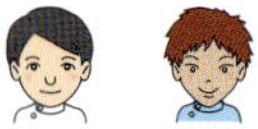

フェイス・ボウはいつも使ってます。普段ここで使っているのはギルバッハ（GIRRBACH）とSAMです（図3-1〜3）。院長の見識の高さがわかりますね。使用しているフェイス・ボウを見れば、使っている咬合器の種類や咬合に対する考え方がわかるんですよ。

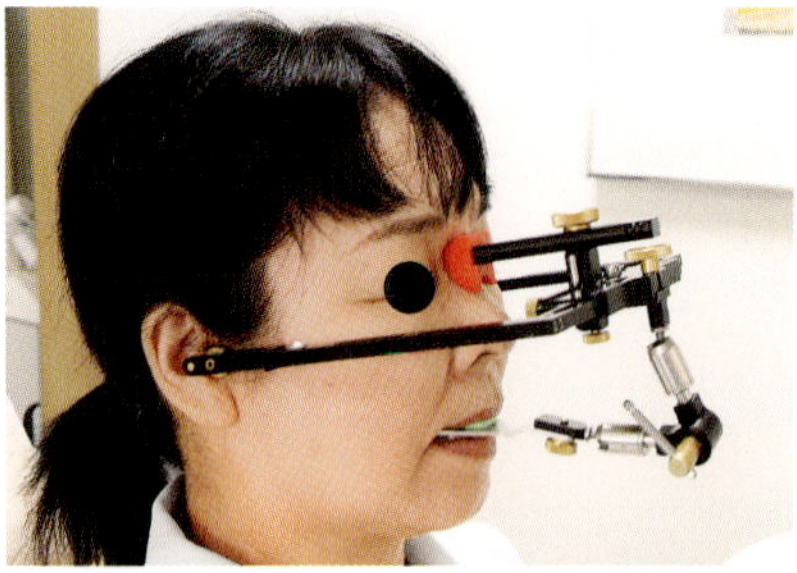

図3-1　セット・アップされた状態のフェイス・ボウ。

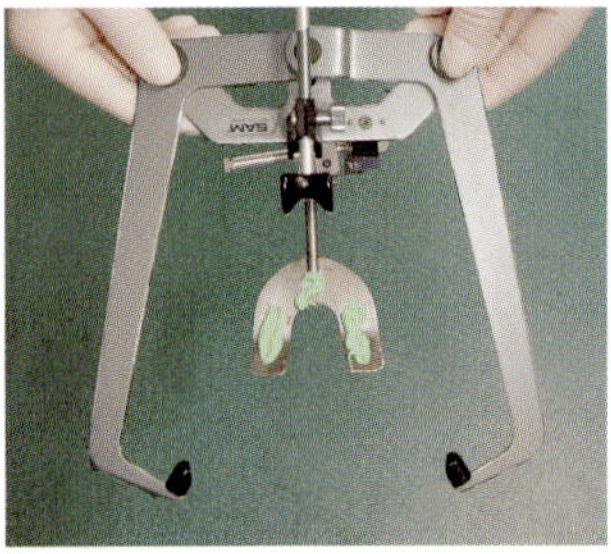

図3-3　SAM社製のフェイス・ボウ。

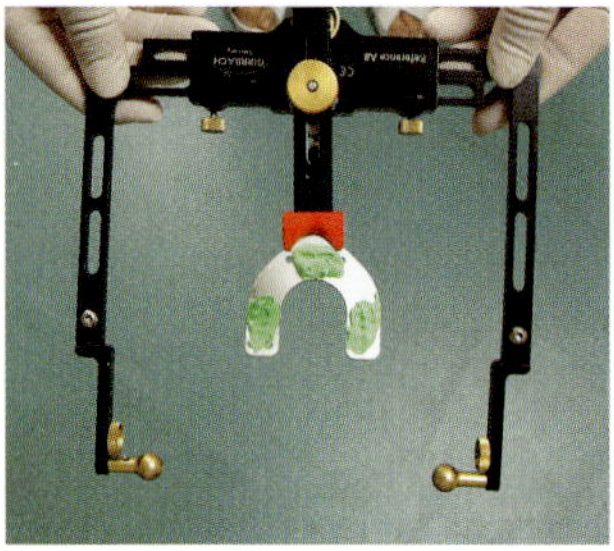

図3-2　ギルバッハ社製のフェイス・ボウ。

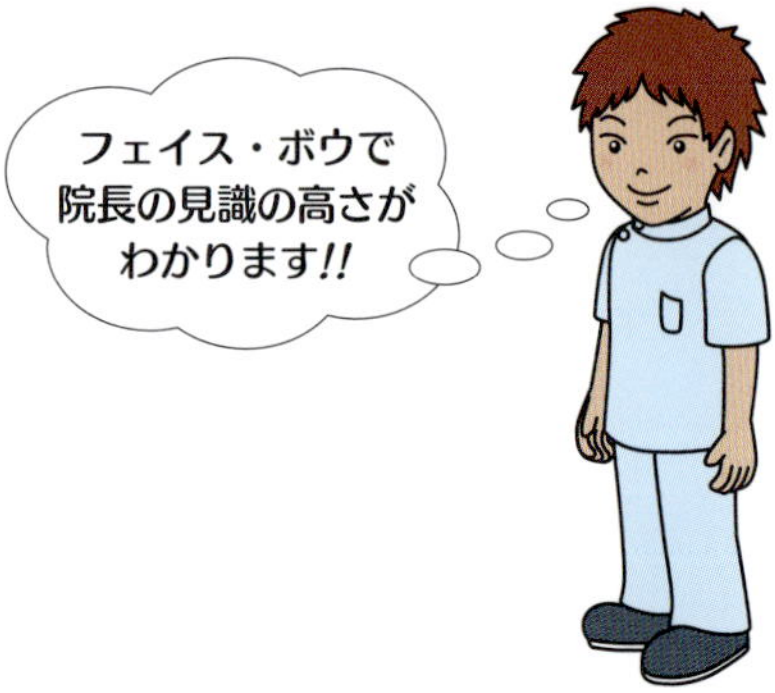
フェイス・ボウで
院長の見識の高さが
わかります!!

2) 咬合器の違いを知っておこう

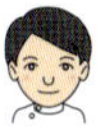
ところで、田中先生はアルコン型とコンダイラー型（図3-4，5）の咬合器の違いを知っていますか？　SAMやギルバッハといった咬合器はアルコン型で、このタイプはヒトの顎の構造と同じように、咬合器の上弓に関節窩にあたるフォッサ・ボックスが付いていて、下弓に下顎頭に相当するコンダイルがある型のものですね。それに対してハノウやデンタータスといったコンダイラー型咬合器はフォッサ・ボックスとコンダイルの位置関係が逆さになった構造をしているんです。

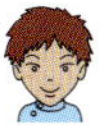
どっちの性能がいいんですか？

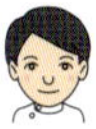
咬合器の場合、性能の良し悪しという表現は適していませんね。

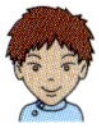
ハァ？

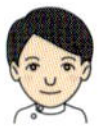
あえて言えば、精度かな。ヒトの「顎運動をどれだけ忠実に再現できるか」というのがひとつの基準には成り得ますね。

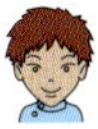
結局、アルコン型とコンダイラー型っていうのはどちらがいいんですか？

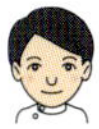
顎運動の再現にはアルコン型が適していますね。ヒトの関節構造と同じほうが動きを再現するのはやさしいでしょ。コンダイラー型は動きを逆さまに考えなくてはいけないので、咬合を学ぶという点ではあまり適していな

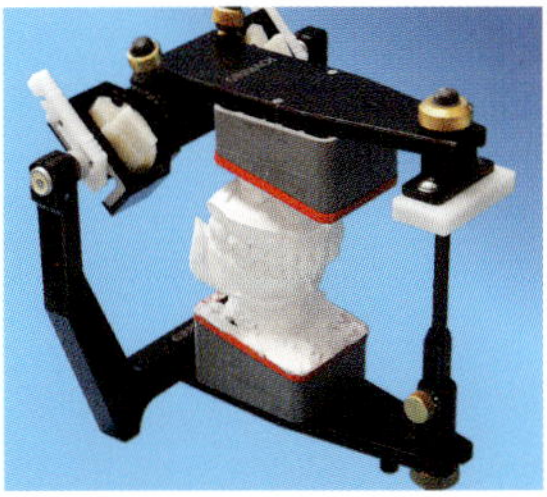
図3-4　アルコン型の咬合器。

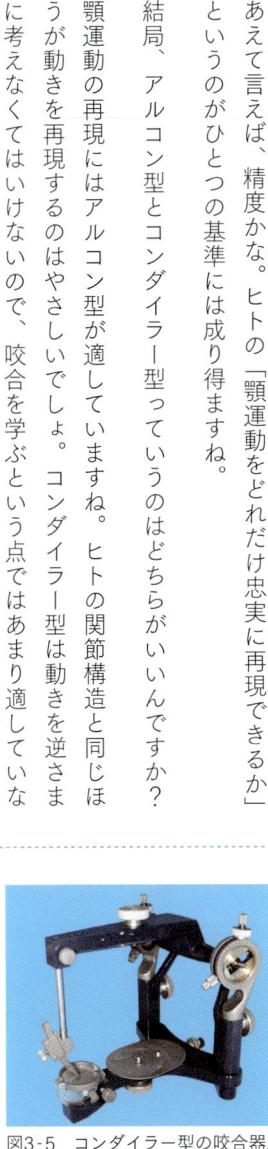

図3-5　コンダイラー型の咬合器。

いと私は思っているんです（図3-6）。

な〜んだ！ コンダイラー型の咬合器なんていらないじゃないですか。

まーまー。そんなに決めつけなくてもいいでしょう。物には何でも向き、不向きというのがあるでしょ。さっきも言ったけど、顎運動の再現という点ではアルコン型に軍配が上がるけど、構造的には簡単に上下弓が外れてしまうという欠点があるわけです。それに対しコンダイラー型の咬合器では片手で振り回しても絶対に外れない構造になっています。だから技工していて絶対にバイトが浮き上がってほしくない作業、たとえば義歯の製作やリマウントのケースなどにはこちらのほうが好都合なんですよ。

へーッ、そうなんだ。

3) コンダイロ・グラフとメカニカル・アキシオグラフの違い

それではコンダイロ・グラフがどんな構成になっているか見てみましょうか。花島さんが使う順番に機材を用意してくれているので、その順番で説明していきますよ。

ずいぶんたくさんの部品があるのですね・・・。覚えられるかな〜。

コンピュータ化されたので、これでも少ないほうですよ。メカニカル・アキシオグラフに比べると、格段にシンプルナイズされているんです。

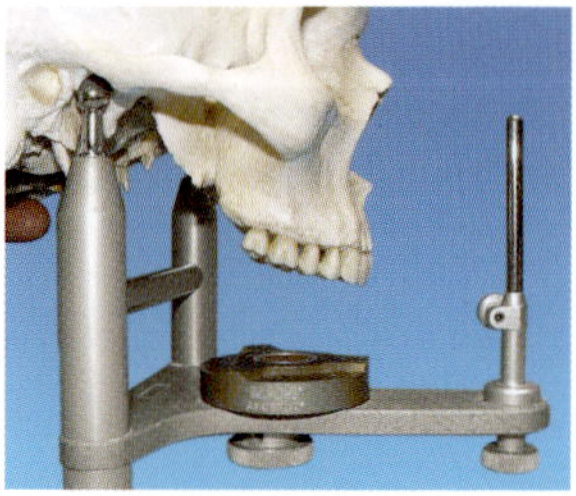

図3-6 アルコン型は咬合器の下弓にコンダイルが付き、解剖学的に下顎骨体の擬似構造をしているので、下顎の運動を再現するのに適している。

アキシオグラフとコンダイロ・グラフっていうのは・・・？

コンダイロ・グラフ（図3－7）というのはアキシオグラフをコンピュータ化したものですよ。メカニカルなアキシオグラフだと、下顎の運動軌跡を垂直方向と水平方向のベクトルに分けて垂直な面を矢状面のX軸の動きとして、左右方向の動きをY軸上の動きというふうにそれぞれを同時に記録する必要があったので、記録係としてスタッフが余計に1人必要だったし、何より操作が煩雑でチェアー・タイムを要したから、コンピュータ化されたコンダイロ・グラフというのは本当にありがたい存在です。

コンピュータ化されるとそんなに違うんですか？

まったく違いますよ！　まず、資料を採るスピードが格段に速いし、ひとつの動きを何度でも記録することができるので、下顎運動の再現性を確認することが可能になったことは大きいですね。つぎにストアしたデータをオーバー・レイといって、下顎運動路を重ね合わせることがコンピュータ画面上でできるようになったことで診断が容易になったんですよ。

ふーん。

構造的にはコンダイロ・グラフになってから、下顎運動路を描くスタイラスと呼ばれる金属針が片側2軸ずつ、合計4軸のスタイラスを使ったことが何よりの大きな変化と言えますね。2軸のスタイラスを持ったことで、

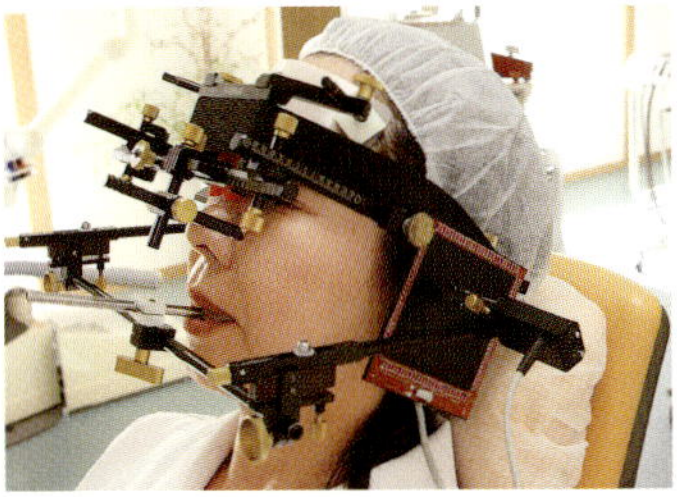

図3-7　患者に装着されたギルバッハ社のコンダイロ・グラフ。

下顎の回転と滑走に時間軸を加えて科学することができるようになったから、下顎頭が生理的な位置であるかどうかの判別が可能になったんですよ（図3-8）。ほかにもセファロ・データを取り込めるようにしたことで、骨格パターンと歯の位置関係を下顎運動時の顆頭の動き（ポステリアー・ガイダンス）と関連づけて診断可能にしたわけですけど、この意義は本当に大きいと思いますね！ コンピュータ化されたことで多くのメリットがまだまだあるけれど、今はこれぐらいにしておきましょう。

4) コンダイロ・グラフの構成

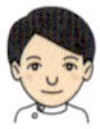

コンダイロ・グラフは顎機能診断を受け持つ本体部分（ハード）と診断用ソフトで構成されていますけど、まずはコンダイロ・グラフ本体部分の各パーツを知っておいてもらったほうがいいですね。さっきフェイス・ボウを使ったことがあるかって、田中先生に聞いたのは、コンダイロ・グラフもフェイス・ボウの類で、上顎にフラッグと呼ばれる描記板を、下顎にはその描記板に顎運動の軌跡を描くスタイラス（針）を装着した上下2つのフェイス・ボウを組み合わせたものだからなんです。

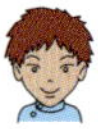

エーッ！ あんなものを上下に付けるんですか？ シンジラレナーイ！

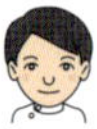

もちろん上下の役割がそれぞれ違うから、上顎に取り付けるアッパー・ボウと下顎に装着するロアー・ボウでは形や重さも上手く考えられているから安心していいですよ。

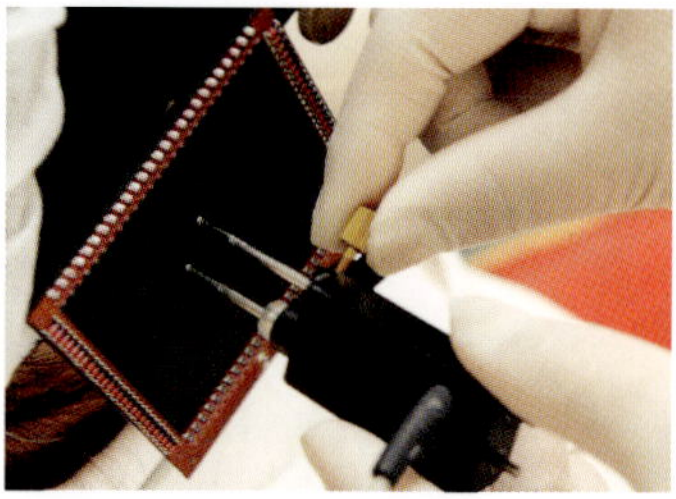

図3-8　2軸タイプのスタイラス。

でも、なんか複雑そうですね・・・。

組み立ててみれば、それほどでもないですよ。ちょっとやって見せましょうか？ 花島さん、そこの椅子を持って来てモデルになってください。

いいですけど・・・。患者さんが来院されるまであまり時間がありませんよ。

アッパー・ボウまでだったら大丈夫。

衛生士の花島さんを患者役にして、パーツの説明と取り扱い方を田中君に教えようとしています。花島さんが折り畳み式のパイプ椅子を広げて座りました。

診療用チェアーでなくていいんですか？

顎機能診断やバイトを採るときは患者さんの背筋が伸びるので、安定した椅子のほうが適しているんですよ。診療用チェアーだと背筋を垂直にするのが難しいし、操作中ヘッドレストが邪魔になる。それから術者が患者さんの右側からしか操作できないので、熟練しないと診療用のチェアーで操作するのは難しいと思いますよ。ほら、その点この椅子なら患者さんの正面から操作できるでしょう。

◆**スタイラス**
フェイス・ボウなどに取り付けられている指示針あるいは描記針の総称。この描記針の動きで顎の動きを描記板に描く[5]。

なるほどねー。

5) アッパー・ボウとロアー・ボウ

それじゃ、花島さんが用意してくれたアッパー・ボウの入ったトレーを持って来てくれますか（図3-9）？ アッパー・ボウはもうコの字型に組まれているでしょう。バラバラに分解しておくよりも、こんなふうにすぐに使える状態でトレーに収納しておくほうが効率的だし、部品をなくすリスクも減りますよね。今はアッパー・ボウしか説明しないけど、下顎も同じ。ただし、下顎に取り付けるフェイス・ボウはサイド・アームのデザインが上弓と違って上下方向と前後に細かく動かせるようになっているんです（図3-10）。これは下顎のスターティング・ポイントであるターミナル・ヒンジ・アキシスを求めるときに必要な構造なんですよ。

ターミナル・ヒンジ・アキシスというのは確か、下顎を後方に誘導して10度ぐらいの範囲で純粋に回転運動する位置のことですよね。

よく勉強していますね！ ところが咬み合わせに問題のある患者さんの場合、これがなかなか難しいんですよ。下顎をいかに誘導できるかが、咬合治療の第一歩と言ってもいいですね。

そんなに難しいんですか？

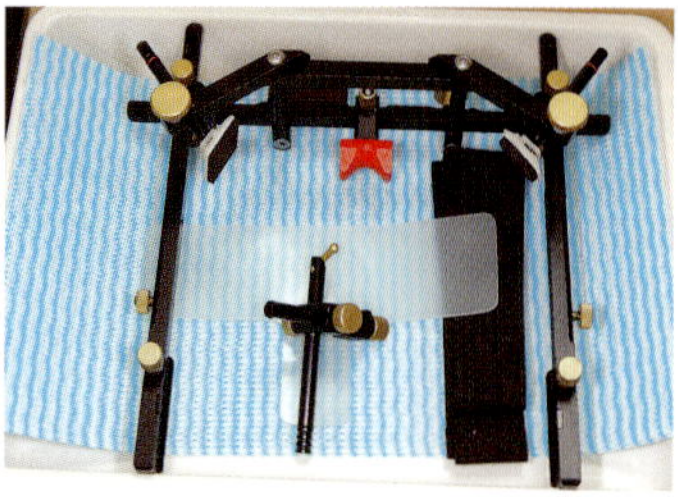

図3-9　トレーに入ったアッパー・ボウのセット。

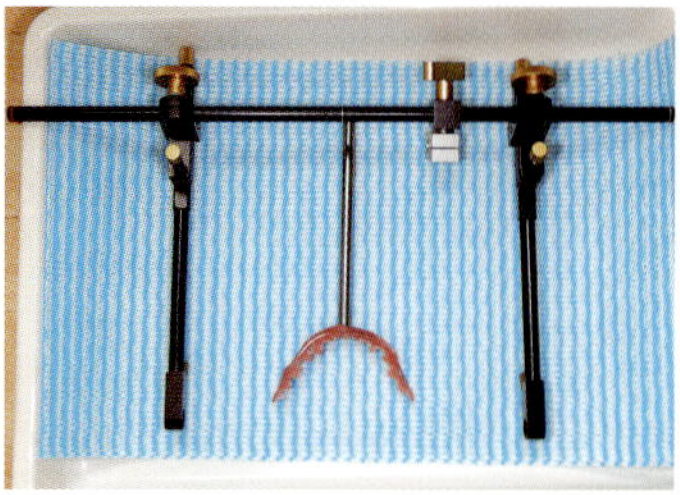

図3-10　下顎用ロアー・ボウのセット。

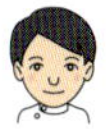

そうなんですけれども、あまり時間がないから説明を急ぎましょう。アッパー・ボウを構成しているものは２本のサイド・アームとそれを結ぶホリゾンタル・バー、そして左右のサイド・アームに取り付けるフラッグです（図３－11）。ホリゾンタル・バーの中央にはメガネの滑り止めのようなものが付いているけど、そこがちょうど鼻骨に収まることでアッパー・ボウを安定させるストッパーの役目をするんです。そのままだと圧迫されて痛くなるのでシリコン・パットを介在させるようにする。患者さんには人差し指でそこを押さえてもらってセット・アップに協力していただく。そうやってアッパー・ボウを安定させている間にゴムベルトでアッパー・ボウを後頭部で固定すると一丁あがり。ベルトを強く締めると、鼻骨部分が痛くなるので、安定する程度にすること。緩すぎると正確なデータが取れなくなってしまうから、ゴムの強さはアッパー・ボウの上部に付いている角状のストッパーをオデコに押し当てて微調節します。下顎のロアー・ボウを固定するには下顎歯列にパラ・オクルーザル・クラッチというものを取り付けないとできないので、それは患者さんが来てから説明しましょう。

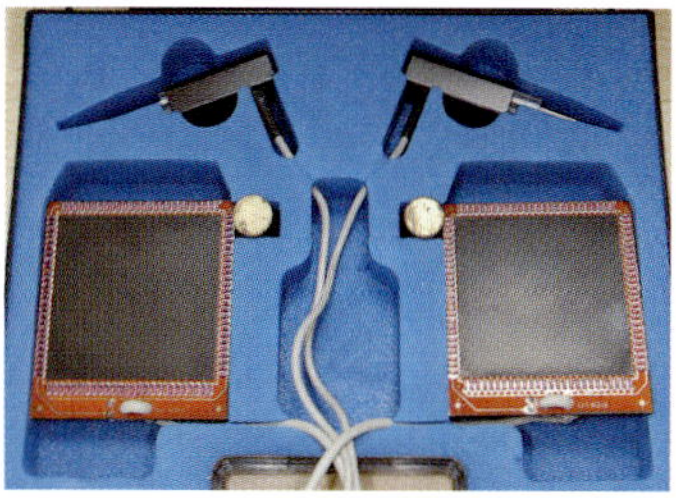

図3-11　スタイラスとフラッグ（基板）。

4　咬合診断とオクルーザル・コンタクト

1）Tekの脱離と咬合診断

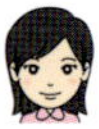
田中先生、患者さんが来院されました。

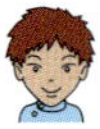
花島さん、患者さんをお通ししてください。森先生、今日の予定を患者さんに説明してから先生を紹介するようにしますけどいいですか？

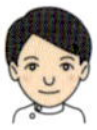
もちろんです。それまでそばで控えていますから。

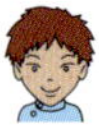
お早うございます。とくに変わったことはありませんでしたか？

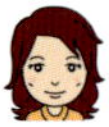
はい。お陰さまで痛みはなかったんですが、仮歯が直ぐに外れてしまったので不便でした。

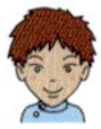
それはスミマセンでした。しっかり付けたつもりだったんですが、後でもう一度しっかり付け直しますね。それで、今日はセラミック冠が壊れた原因を調べるために顎の動きを検査させていただきます。それから顎の位置関係を診るための大きなレントゲン写真を1枚撮らせてください。では顎の診断を一緒にしてくださる先生を紹介しておきますね。森先生こちらへお願いします。

◆仮着剤に求められる条件

使用する側の臨床家の希望という観点での条件で挙げるとつぎのようになる。

①簡単には外れないが、外したいときには容易に撤去できること。
②薄い皮膜厚さであること。
③歯髄や歯周組織に対し刺激や侵襲がないこと。
④ウェットな状態でも接着すること。
⑤硬化後のセメント除去が容易であること。
⑥操作が簡便なこと。
⑦仮着する材質を選ばないこと。

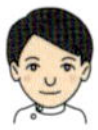
森です。今日は田中先生と一緒に顎の動きを計測させていただきます。1時間少々時間が必要になりますから、少し疲れるかも知れませんが・・・。

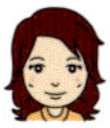
大丈夫です。それより、どうして顎の診断が必要なのですか？

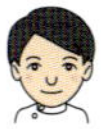
そうですね。今日は外れた仮歯をお持ちですか？

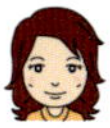
ええ、これです。

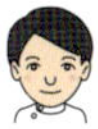
ちょっと拝見させていただきますね。

森先生が拡大鏡を使ってテンポラリー・クラウンを丹念に調べているようです。

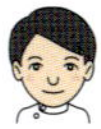
なるほど・・・。田中先生、これはハード・タイプの仮着剤で装着してましたよね。

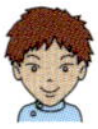
そうです。簡単には外れないと思ってたんですが・・・。

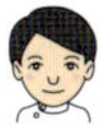
花島さん。このＴｅｋをクリーニングして、消毒してください。超音波洗浄機に入れている間に口腔内でパラ・オクルーザル・クラッチを作る準備をしておきましょう（図４－１～３）。

◆パラ・オクルーザル・クラッチ

オクルーザル・クラッチは、パントグラフやツルー・ヒンジを採得する際に器具を歯列に装着するために考案されたトレーにハンドルのついたものであるが、これは歯面をトレーがすっぽりと覆ってしまうため、咬合した状態での顎機能検査や干渉の有無を診断することができなかった。

一方、パラ・オクルーザル・クラッチは咬合面を露出させるタイプのクラッチであるため、このような診断を行うことが可能である。

パラ・オクルーザル・クラッチの準備

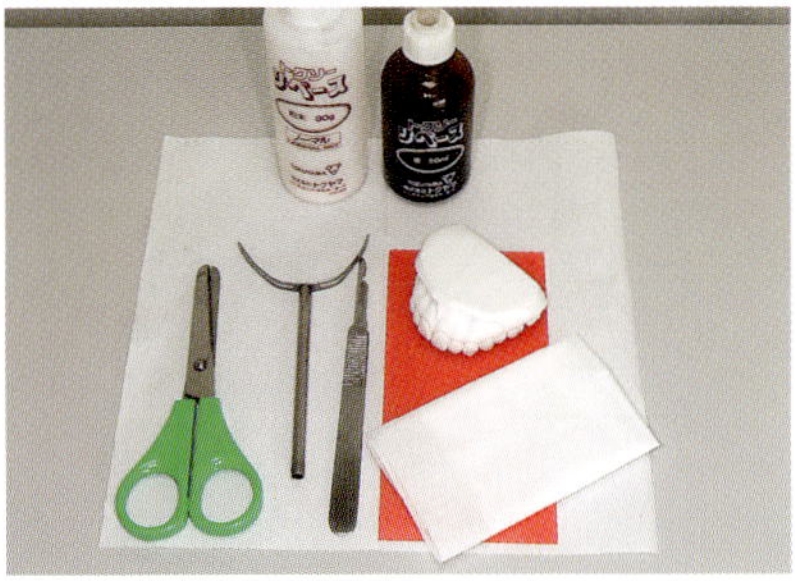

図4-1 パラ・オクルーザル・クラッチの準備。即時重合レジンとパラフィン・ワックス、ハサミ、ティッシュペーパーとクラッチを用意する。

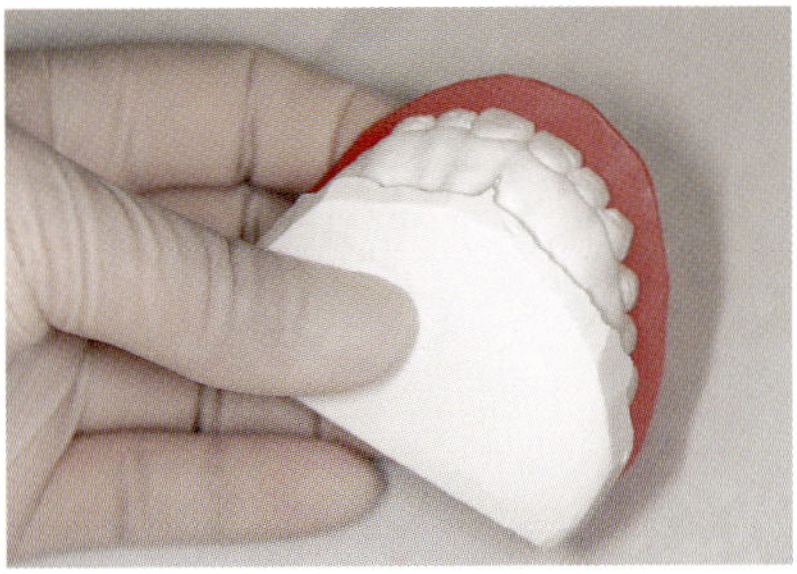

図4-3 歯列よりも5mm大きくトリミングしておく。

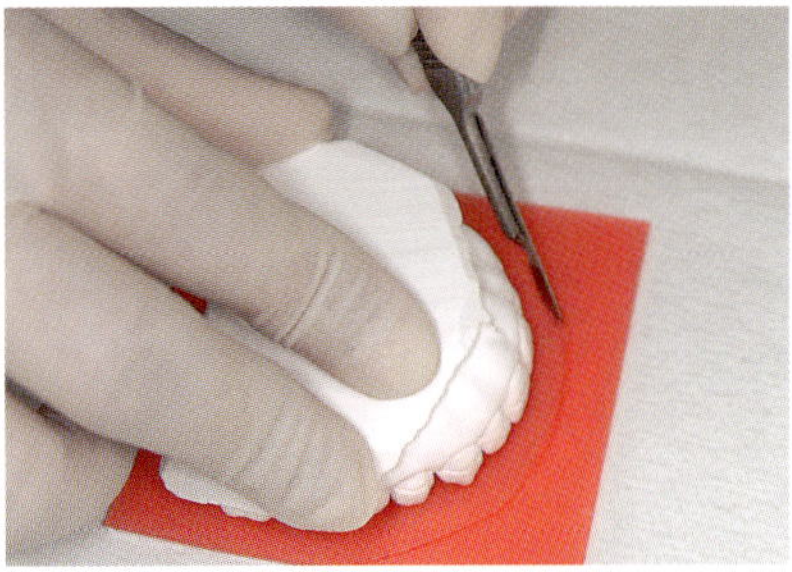

図4-2 あらかじめ採得しておいた模型に合わせてパラフィン・ワックスをカットする。

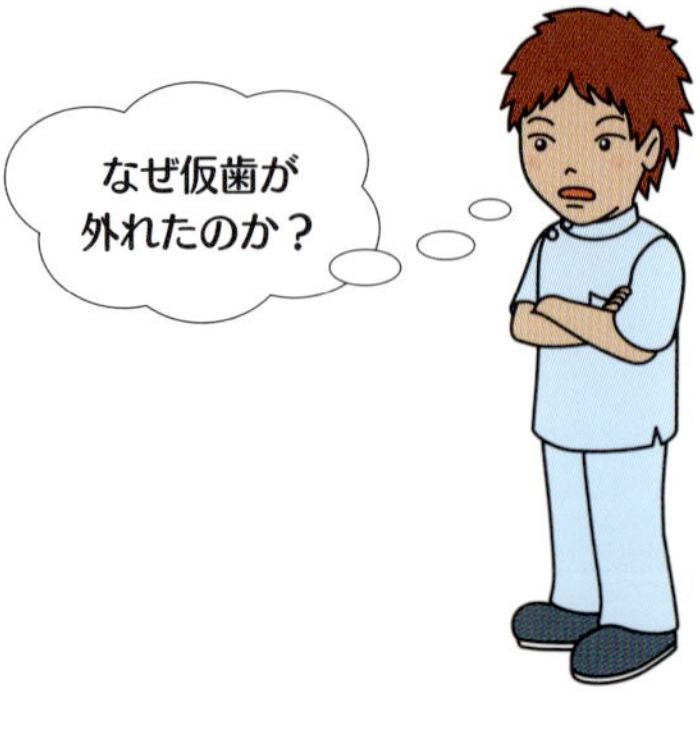

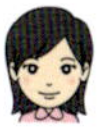
できました。

2) 患者さんへの説明はやさしい言葉で

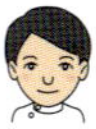
診断についてご説明する前に少しその準備をさせてください。その後で仮歯を使って説明したほうがわかりやすいと思います。今日これから行う診断は、顎が正常に動いているかどうかを確認するものです。

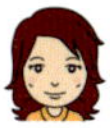
あのう・・・。私の顎は正常に動いているんですけど。ちゃんと噛めてるし、痛みもありませんけど・・・。

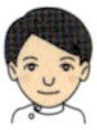
そうですね、一般的に普段使われている咬み合う力は、数キログラム、思いっきり強く咬んでもせいぜい30キログラムなんですが、夜間の歯軋りや食い縛りをしていると50キログラムから強い人では100キログラムという強力な力を顎や歯に加えることになるため、歯や関節あるいは奥歯の冠を壊してしまうことがあるんですよ。

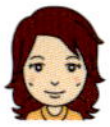
歯軋りしている自覚はないんですけど・・・。

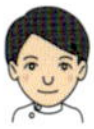
眠っている間の習癖ですからほとんどの人は気がつきません。顎が痛くなったり、奥歯が欠けたなどの症状で私たちのところに駆け込んでこられるんですが、その証拠を見せられて初めて納得されるというのが一般的なパターンなんですよ。

◆**ブラキシズムの強さ**
①無意識下の最大咬合力は50～100kgfを超えている[6]。
②通常、咀嚼時の咬合力はせいぜい数kg～30kgfである。

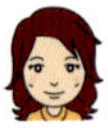
証拠というのは？

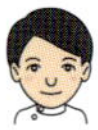
歯型を採って歯の擦り減り方をお見せしたり、写真で壊れ方を説明することもありますが、もっとも科学的な証明が今日、これから行う顎の診断です。

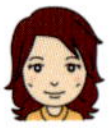
たいへんそうですね。ちょっと心配です。

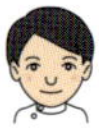
お口のなかや頭にたくさん器具が付きますが、口を開けたり、前後左右に動かすことを何度かやっていただくだけですから、ご心配は無用です。痛みもありませんのでご安心ください。

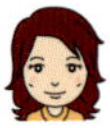
ええ、わかりました。

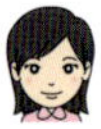
森先生、Ｔｅｋの洗浄が終わりました。

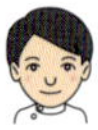
では一度お口のなかに仮歯を戻します。咬み合わせを確認するための薄い紙を使って少し確認させてください。

3) 咬合状態の確認

森先生が口腔内における咬合のチェックを始めたようですので、しばらくの間、見学することにしましょう。

◆歯の咬合接触時間

①歯周組織に加わる機能的な歯の接触（咀嚼、嚥下）時間は、約17.5分／日である[7]。

②一夜（平均約8時間睡眠）のブラキシズムの咬筋活動の発現時間は、正常者で3.2％（約15分）であるのに対し、ブラキシストでは7.5％（約40分）に及ぶといわれている[8]。

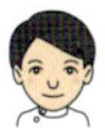

では咬み合わせの確認をさせてください。最初に一番楽なところで軽く咬み締めてください。最初は黒いカーボン・ホイルを使いましょう（図４-４）。同じようにもう一度咬んでください。ハイ！　結構です。つぎに紙の色を変えてチェックしますよ。ブルーにしましょう。今度は軽く咬み締めたら、そのまま私の側に顎をスライドさせるようにずらして来てください。今度はグリーンを使って反対側へ、先ほどと同じように軽く咬んだ状態のまま向こう側にずらしてください。ハイ、上手にできました。最後に赤いカーボン紙で前方運動です。咬んだ位置から前にスライドさせてください。ここで１枚写真を撮っておきます（図４-５〜７）。田中先生、咬合面のカーボン・マークの状態をアップでお願いします。

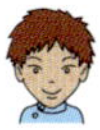

はい。了解しました。

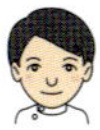

田中先生、つぎはストロング・バイトでのチェックを行いますよ。よく見ていてください。じゃあ、同じ運動をもう一度やっていただきますが、今度は強く咬み締めた状態でお願いします。色の組み合わせも変えますよ。まず、赤いホイルを強く咬み締めてください。つぎは先ほどがブルーだったので、今度は黒にしましょう。強く咬み締めた状態で私のほうに動かしてきてください。

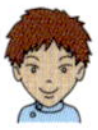

？？？

◆ストロング・バイトで何を診るか

ＣＡＤＩＡＸの分析項目のなかにはＭＰＩ（マンディブラー・ポジショニング・インディケータ）のチェックがある。

通常ＲＰとＩＣＰが一致していれば、そこには滑走によるズレや偏位は起こらない。

しかし咬合状態が不安定であったり、ＲＰとＩＣＰが一致していないときには、閉口筋群を強く作用させることで干渉部位での滑走や顎の三次元的偏位（側方偏位、コンプレッション、ディストラクション）、関節のルーズニングの有無などを診断することができる。

咬合状態の確認

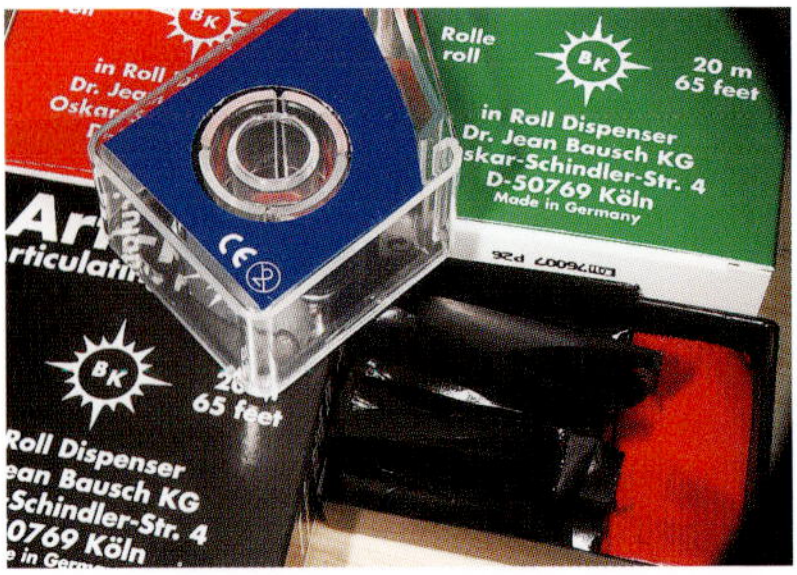

図4-4　8ミクロンのカーボン・ホイル。

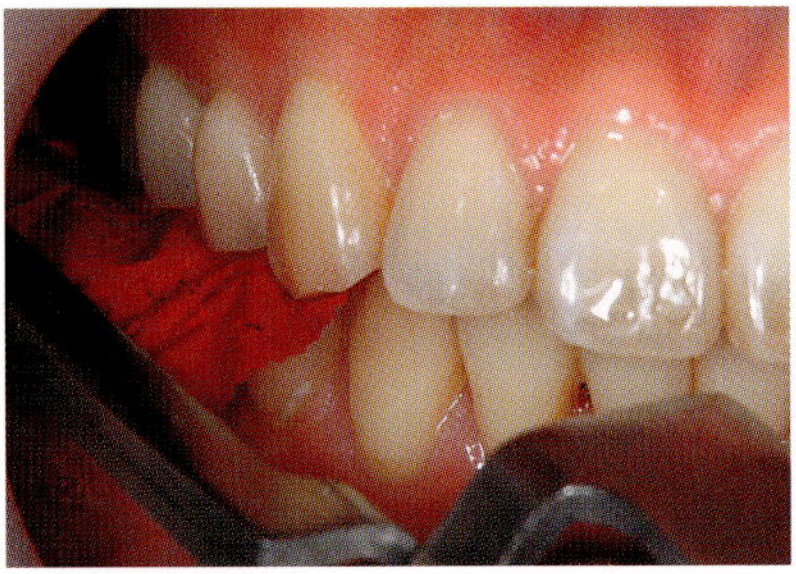

図4-5　偏心運動時の咬合のチェック。

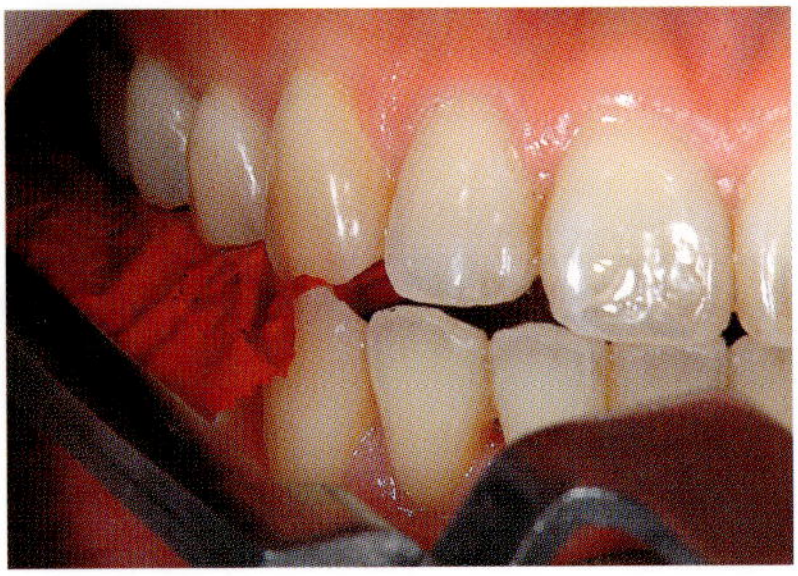

図4-7　左側方運動時の確認。

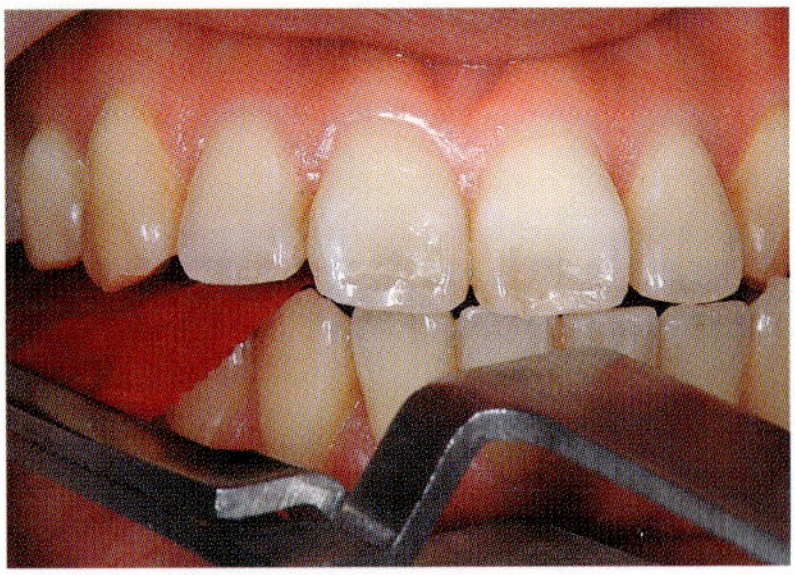

図4-6　右側方運動時の確認。

田中先生、見てますか？　ラテロ・ツルージョン。反対側メディオ・ツルージョンはブルーにします。最後はグリーンを使って前方へプロツルージョン。ハイ、そのまま後ろまで戻りましょう、リツルージョンですね。田中先生、この状態でもう一度口腔内写真をお願いします。

田中君が一生懸命ファインダーをのぞいてシャッターを押していますが、何か気づいた様子です。

あれ、森先生、1回目と2回目ではマークした位置が少しズレてます。それに、1回目ではほとんどカーボンの色が付いていなかったのに、2回目では何ヵ所かに色が付いてます。

そうですか。モニターで画面を拡大して、患者さんにも一緒に見てもらいましょう。

4) オクルーザル・コンタクトを読む

わー、これって私の口のなかなんですか？

そう、咬合面というんですけど、咬む面に先ほどカーボンで付けた色が見えますね（図４－８）。画面の左側が頬側で外側になります。逆に画面の右側が舌側、内側です。そして画面の上が手前、近心側で画面の下が遠心側、つまり一番後方になります。マークが主についているのは歯の真ん中と手

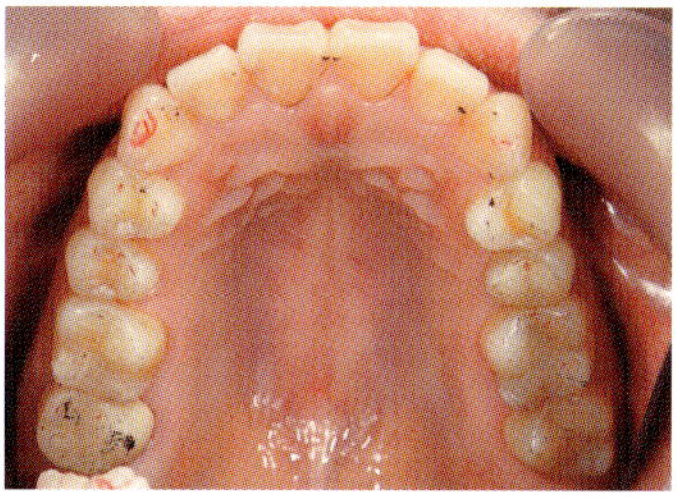

図4-8　右側第二大臼歯の舌側咬頭、口蓋側斜面に濃くカーボン・マークが認められる。

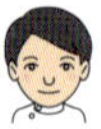

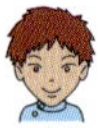

前の歯との間、隣接面というんですけど、そこから頬側に向かって、つまり私の側にずらしたときの動きの色が付いていますね。黒い色ですから強く咬み締めて動かしていただいた2回目は、この場所を擦って動いていたということになりますね。真ん中と手前の隣接面のマークも前後に少し色がズレていますね。1回目に軽く咬んだ黒いマークから2回目に強く咬み締めたところまで、赤いマークが1ミリ近くズレています。よく見ると赤いマークの中心の色が抜けているでしょう。ここが強く接触しているところです。

森先生、強くコンタクトしているとマークは濃くなるんじゃないですか？

さすが田中先生、鋭い指摘ですね。カーボン・ホイルを使用する理由がここにあるんです。ミクロン単位で私たちは咬合をチェックするために8～16ミクロンの極薄カーボン・ホイルを使っていますから、強く咬合した場所は咬頭がカーボン・ホイルを突き破るため色が付かず、その周囲がマークされるのですね。だから、たくさん付着したマークのなかでも実際に強くコンタクトしている場所だけを見抜くことができるのです。ところで、田中先生、もう一度モニター画面を見てください。ほら、口蓋側の舌側咬頭に黒いマークが付いて、深いファセットが形成されているでしょう。おそらくこれがテンポラリー・クラウン脱離の原因じゃないでしょうか（図4－9）？

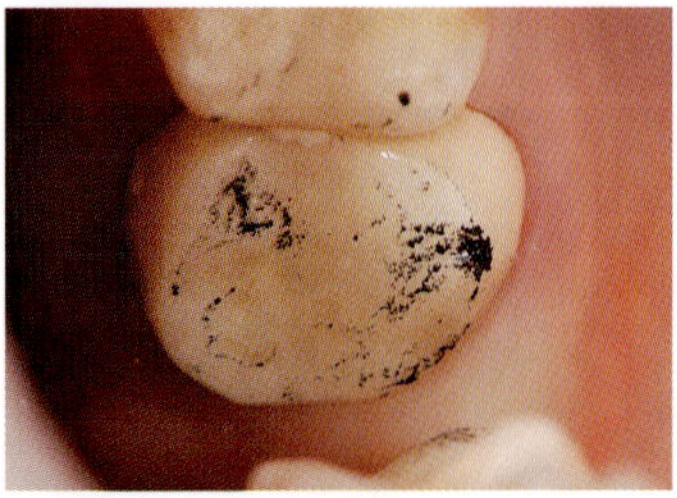

図4-9　拡大してみると深くファセットが形成されていることがわかる。

作業側ですからラテロ・ツルージョンの干渉ですね！

さすがですね。そのとおりです。しかもマーク周辺のファセットも大きいですから夜間のブラキシズムを疑ったほうが良さそうですね。

私は冠が外れただけと思っていたのに先生方はすごいんですねー。

普通は壊れた原因を見過ごしてしまうでしょうけど、田中先生が気づいてくれたんですよ。

良かった。安心しました！

5) パラ・オクルーザル・クラッチの製作手順（図4-10〜25）

モニターで見ていただいたように、仮歯に印記されたマークを見るかぎり、このカーボン・マークのズレは夜間の強い歯軋りが原因となっている可能性が高いですね。すでに顎の関節が緩んでしまっている可能性もありますから、どの程度の症状なのかを確認するために、顎の動きを診断する必要があるというわけです。

わかりました。よろしくお願いします。

では・・・と、田中先生、パラ・オクルーザル・クラッチを作るのを手伝っていただけますか？　そこに花島さんが用意してくれた即時重合レジンが

◆パラ・オクルーザル・クラッチ製作時の注意点①

パラ・オクザール・クラッチは金属性の竹とんぼのような形をしている。竹とんぼの羽に当たる部分にはスリットが入り、レジンの維持装置の役目をしている。

最初のポイントはこのウィング部分を歯列の形に添わせて歯列弓形態に曲げること。

広すぎるとレジンの量が増えるだけでなく操作が煩雑になるので注意する。

また、狭すぎると歯面にウィングが接触したり、粘膜にあたり痛みの原因になるので、歯面とのスペースは2ミリ程度がベストである。

ありますので、適度な硬さに練和してください。その間に私はパラフィン・ワックスを準備しておきます。

森先生がパラフィン・ワックスを上顎の歯列に合わせてハサミでカットした後、アルコール・ランプでワックスを軟化し、バイトを採るような作業を始めました。

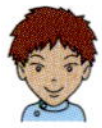
森先生、バイトが必要なんですか？

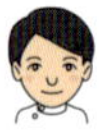
いいえ、これはバイトではなくてつぎの準備です。田中先生、レジンが餅状になったらそのクラッチにレジンを盛っていただけますか？　花島さんお手伝いしてあげて！

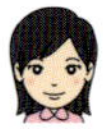
ハイ。田中先生、ここ！　クラッチ全体にレジンをお願いします。

すでに森先生が田中君のためにパラ・オクルーザル・クラッチを患者さんの下顎歯列弓に合わせてU字型に曲げてくれていたようです。

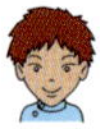
これでいいですか？

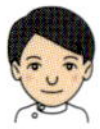
完璧ですよ。パラフィン・ワックスを咬んでいただいたままの状態で、このクラッチを下顎歯列にこうして圧接するでしょ。そうすると余分なレジ

◆パラ・オクルーザル・クラッチ製作時の注意点②

レジンを盛るパラ・オクザール・クラッチのウィングにはスリットが入っているので、上手に盛るにはレジンの粘調度がポイントである。

軟らかすぎるとクラッチからレジンが垂れてしまうだけでなく、口腔内の不必要な部分にまでレジンが流れ込み、操作が難しくなるので気をつける。

しかし硬すぎると口腔内での操作時間がなくなるので、どちらも問題である。

ンが溢れてきますから、こうしてクラッチを動かないように片手で支えながら、ワックスで上から押さえる・・・。もういいかな？ そろそろ外してみましょうか？ 完全に硬化するとアンダー・カットにレジンが入り込んで取れなくなることもあるし、熱とレジンの臭いで患者さんが二重苦になるからまだ軟らかいうちに一度外して、口腔内を洗ってあげること。花島さん洗浄お願いします。

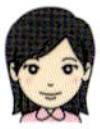
はい。わかりました。

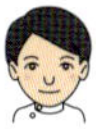
その間に、そこに用意してある雑用ハサミで余分なレジンを切り取ります。ほら、ワックスと一塊でクラッチを取り出したからほとんど変形していないでしょう。この段階でワックスを除去すると簡単にレジンとワックスがはがれて、クラッチの咬合面側は滑沢で余分なレジンもほとんどないから、切り取るレジンは歯頸部にはみ出したところだけで済みますよね。それにワックスを咬合面のほうから押えているので、余分なレジンが咬合の邪魔をすることもありません。チョットした工夫だけど、このテクニックを使わなければたいへんな時間のロスになるのですよ。ここまでできたら一度口腔内に戻して適合を確認しましょう。田中先生にお願いしていいかな？

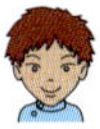
ハイッ！ 試適オーケーです！

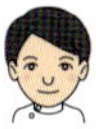
では田中先生、クラッチを口腔内に固定しますので、歯面の乾燥をお願いします。クラッチはこちらで乾燥させて、歯面の圧痕のある窪みに瞬間接

◆パラ・オクルーザル・クラッチ製作時の注意点③

パラ・オクザール・クラッチの重要なポイントは咬合面をレジンが覆わないこと。そのために、あらかじめパラフィン・ワックスを歯列の大きさに合わせてカットしたものを噛ませておくと、レジンが咬合面に流れ込むことを防ぐことができる。

クラッチを取り出すときには、レジンとともにパラ・オクザール・クラッチの上からパラフィン・ワックスを下に向かって押さえ込むようにしておくと変形させることなく取り出すことができる。

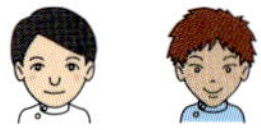

着剤を少量付けておきましょう。最近はゼリータイプのものがあるので、そのほうが扱いやすいですね。田中先生、準備はよろしいですか？

歯面の乾燥は大丈夫です。クラッチを試適したポジションに付ければいいですね？

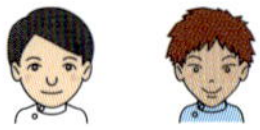

そうです。お願いします。それから花島さんがダッペングラスに即時重合レジンのモノマーとポリマーを持っていきます。歯面とクラッチのレジン面の境界部分にモノマーを筆で少し湿らせるようにすると硬化が速くなりますからお願いします。それと適合の甘い部分には即時重合レジンを筆で入れて下さい。

できました！

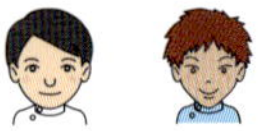

では、クラッチのハンドルを持ってしっかり固定できているかどうか確認していただけますか？　乾燥が不十分だったり、作業中に唾液が滲入《しんにゅう》していると途中でクラッチが脱落する危険がありますから、必ずここで確認する習慣をつけておくことが大事なんですよ。診断途中でクラッチが外れてしまうと最初からやり直しですからね。

責任重大だなー。でもやるしかない！

いいでしょう。ではアッパー・ボウのセット・アップを始めますから、花島さん田中先生のフォローをお願いします。その間に私はコンピュータに患者さんの基本データを入力しておきます。

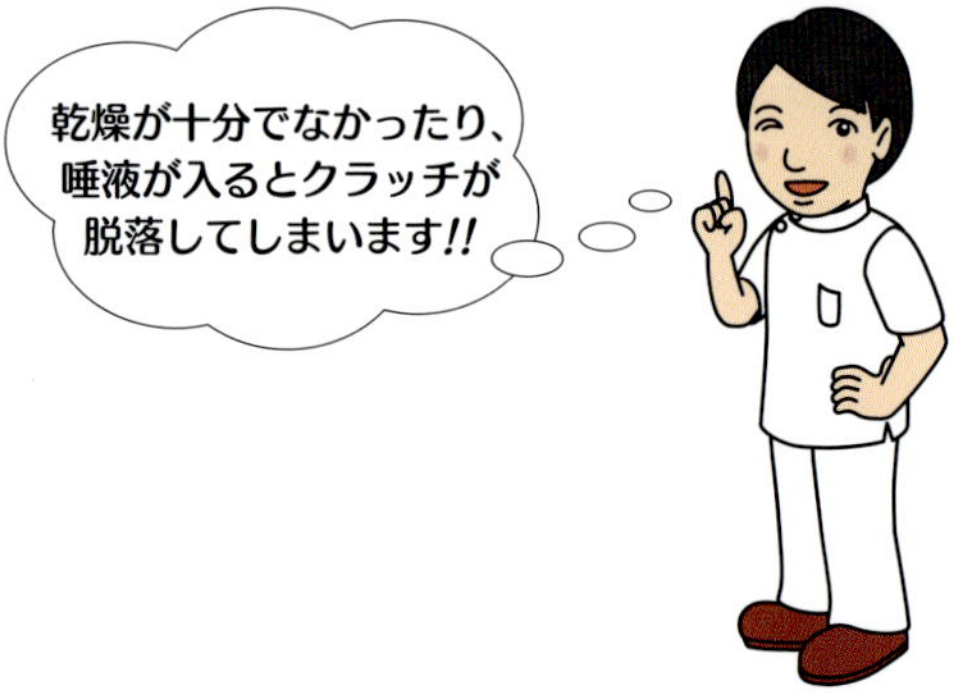
乾燥が十分でなかったり、
唾液が入るとクラッチが
脱落してしまいます!!

パラ・オクルーザル・クラッチの製作手順

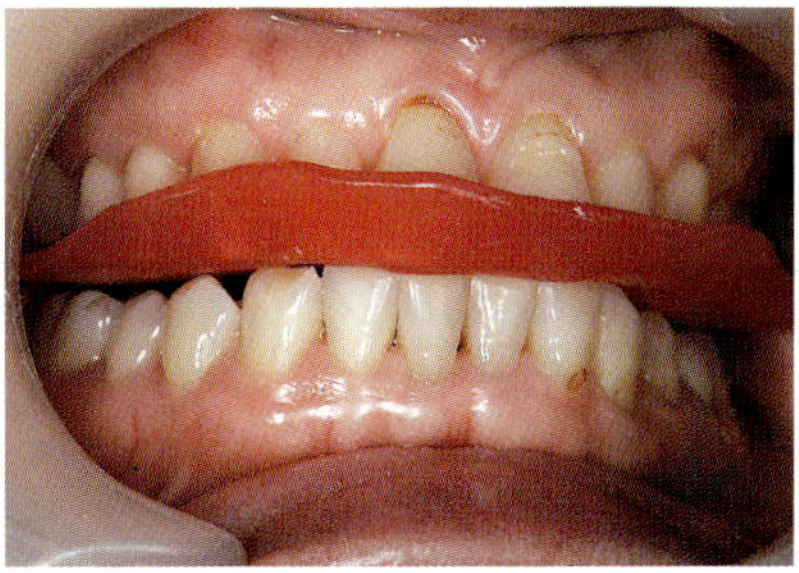

図4-10　パラフィン・ワックスを口腔内に入れ、軽く噛んでもらう。ワックスは上方に少し曲げ込んでおくと操作がしやすい。

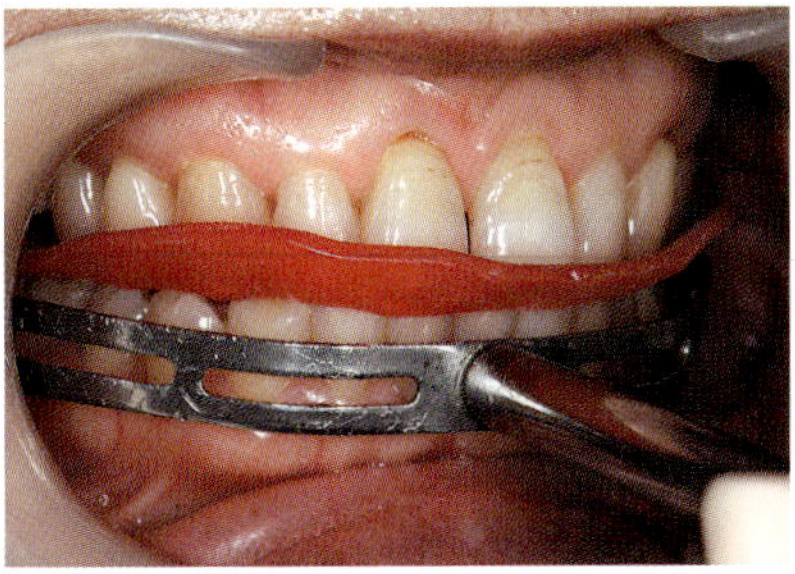

図4-11　クラッチを試適する。

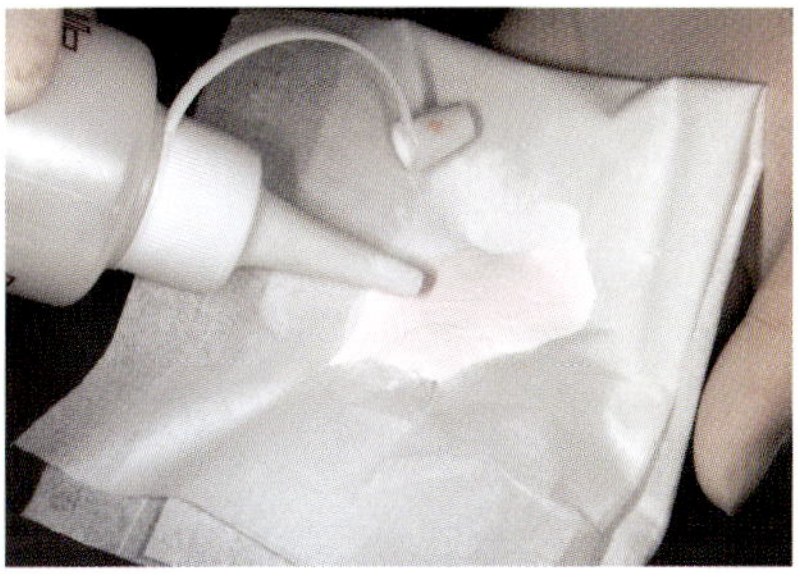

図4-12　レジンの練和。ティッシュペーパーを使って練和すると操作が容易である。

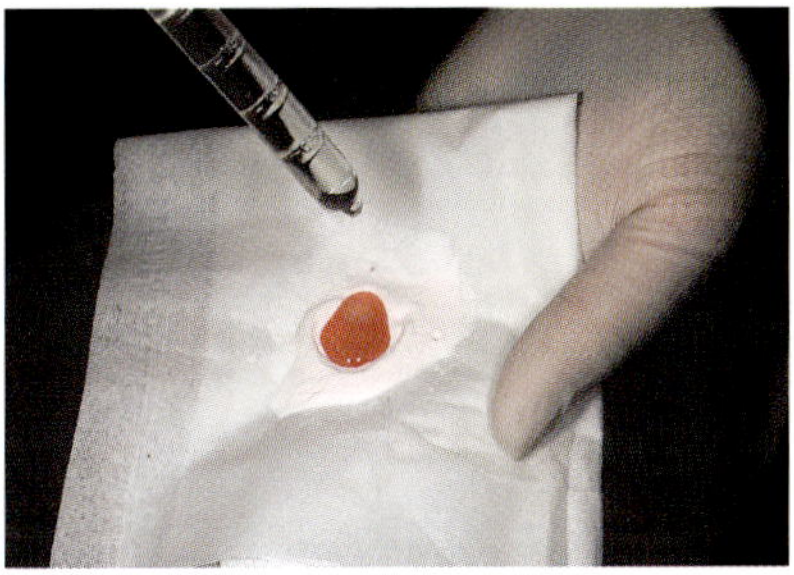

図4-13　ティッシュペーパーより出した粉末にモノマーをスポイトで適量滴下する。

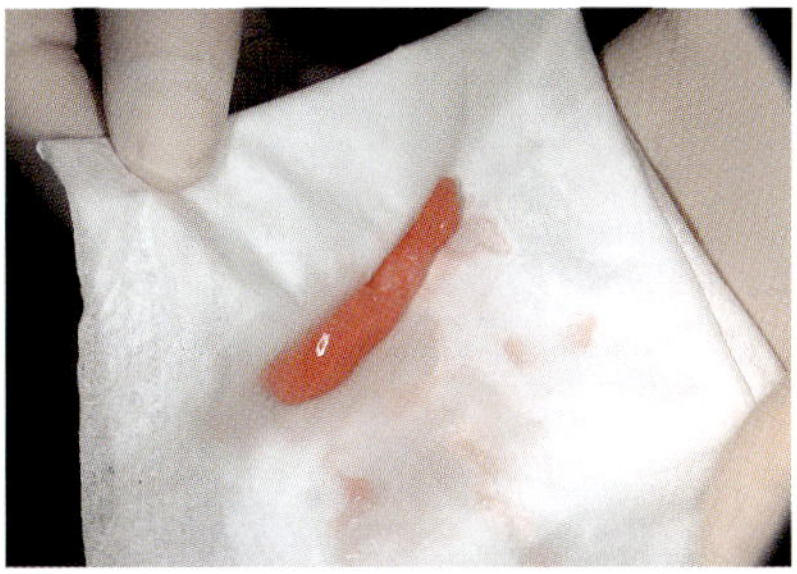

図4-14　ティッシュペーパーをたたみ、レジンを転がすように盛り込む。余分なモノマーはテッシュが吸収するので、適度な硬さを保ち、操作性の良い粘調度が得られる。

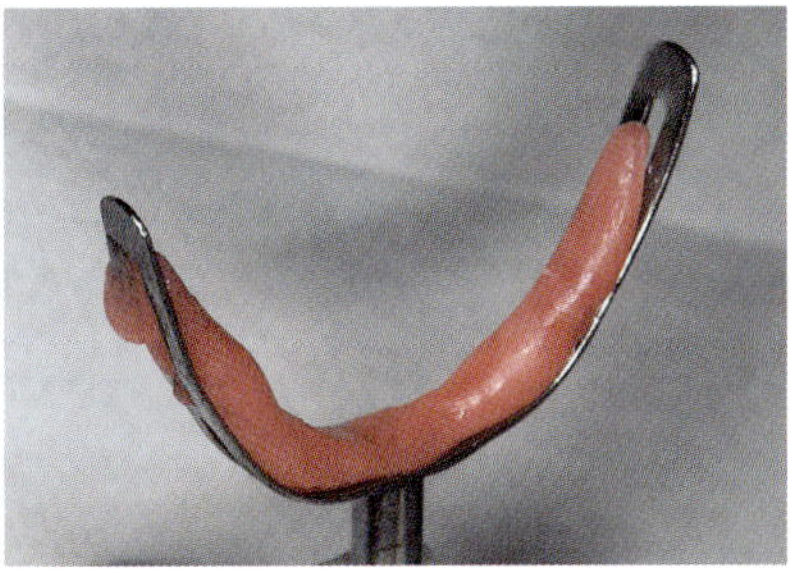

図4-15　クラッチに盛られた状態。

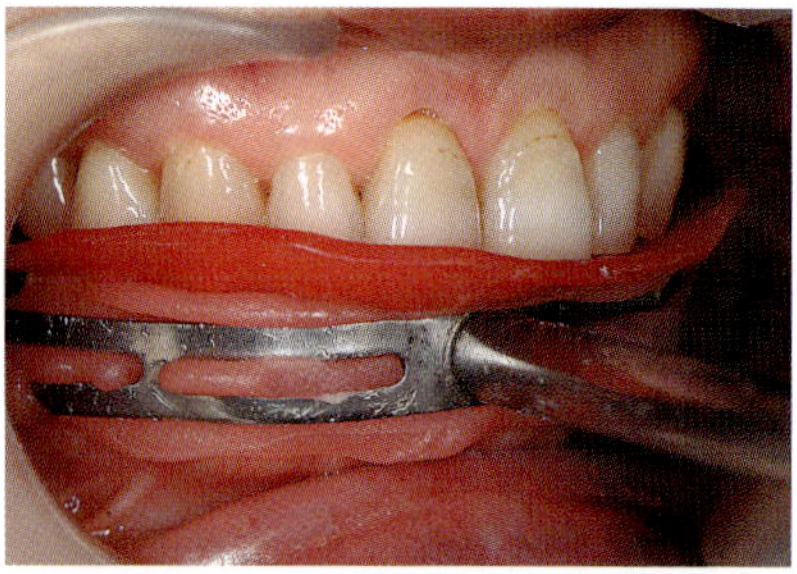

図4-16　ワックスを噛んだ状態のままクラッチを歯面に圧接する。

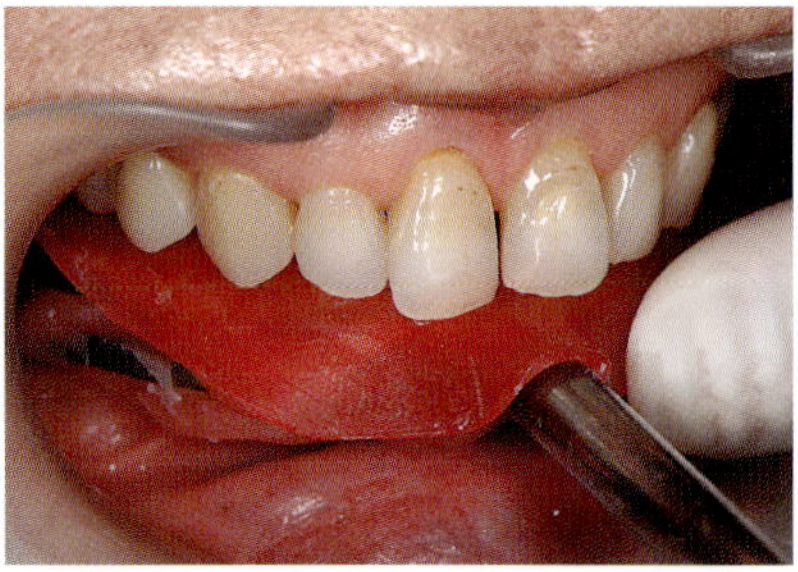

図4-17　レジンが軟らかいうちに、上方に曲げてあったワックスをクラッチの上に乗せるように圧接する。

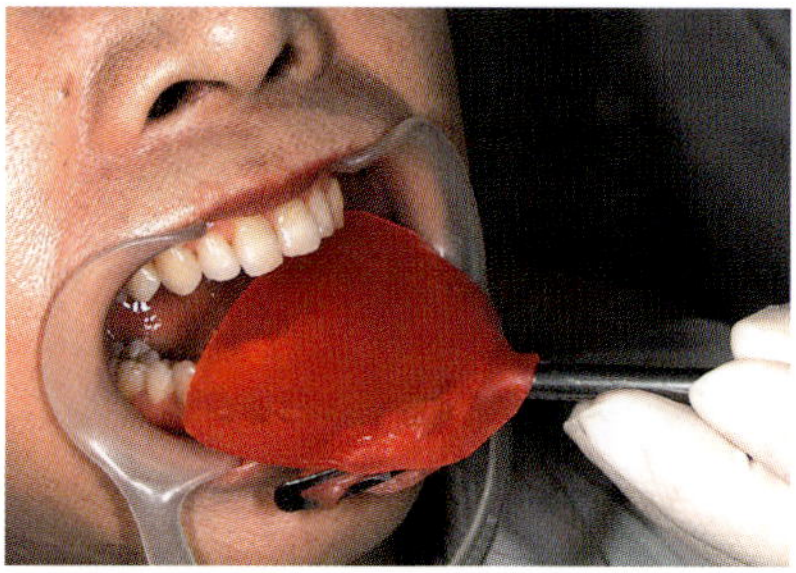

図4-18　硬化する前に口腔内からパラフィン・ワックスとクラッチを一塊として慎重に取り出す。

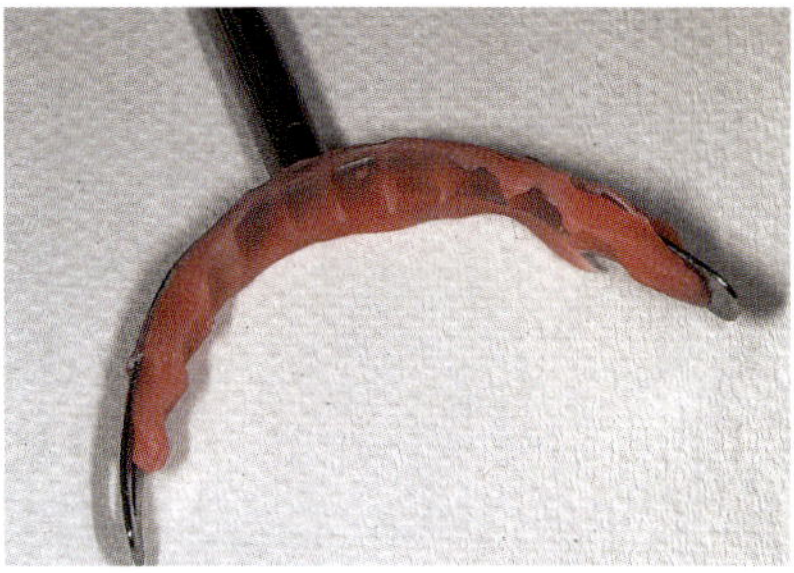

図4-19　口腔外に取り出されたクラッチ。

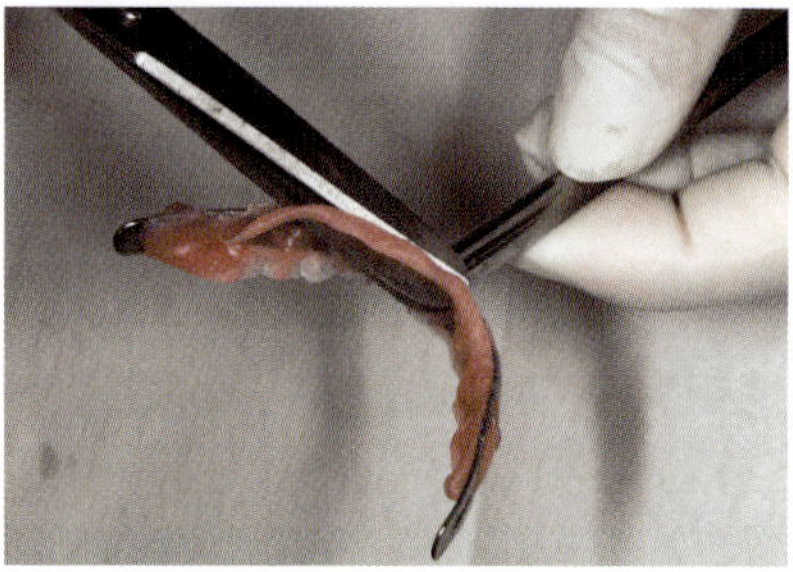

図4-20　余分なレジンをハサミでトリミングする。

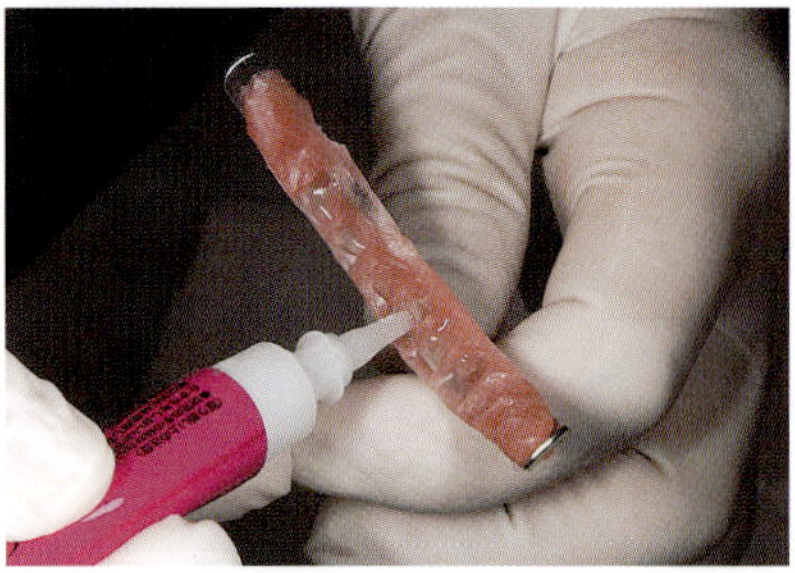

図4-21　瞬間接着剤を唇面の圧痕部分に少量付けていく。

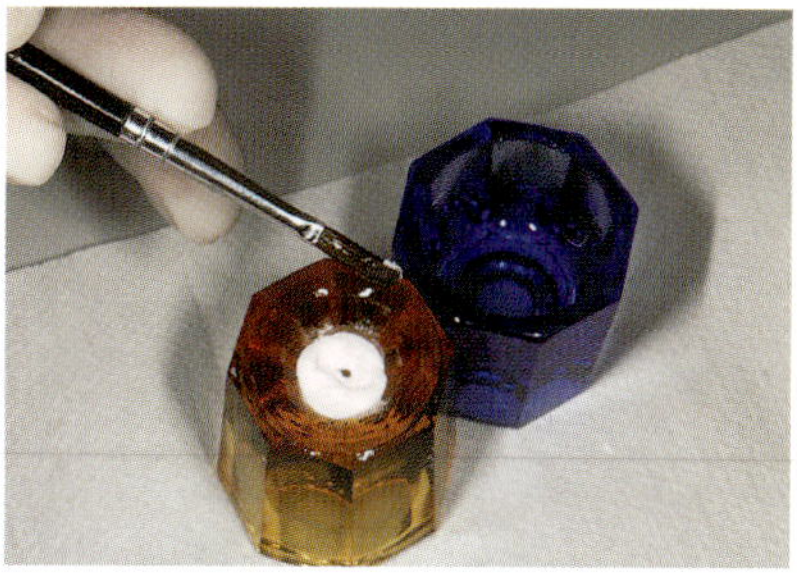

図4-23　硬化を促進させるためユニファーストをクラッチと歯面のスペースに流し込む。

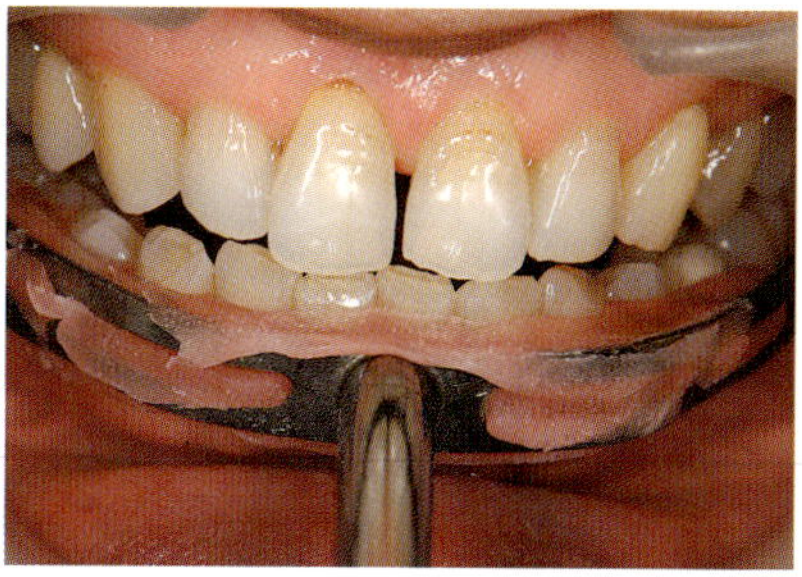

図4-22　口腔内に戻す。

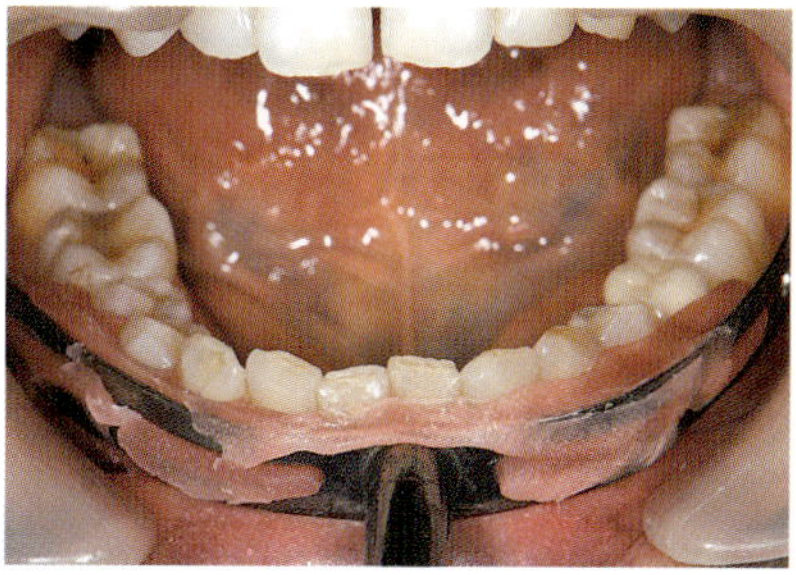

図4-25　パラ・オクルーザル・クラッチの装着完了。

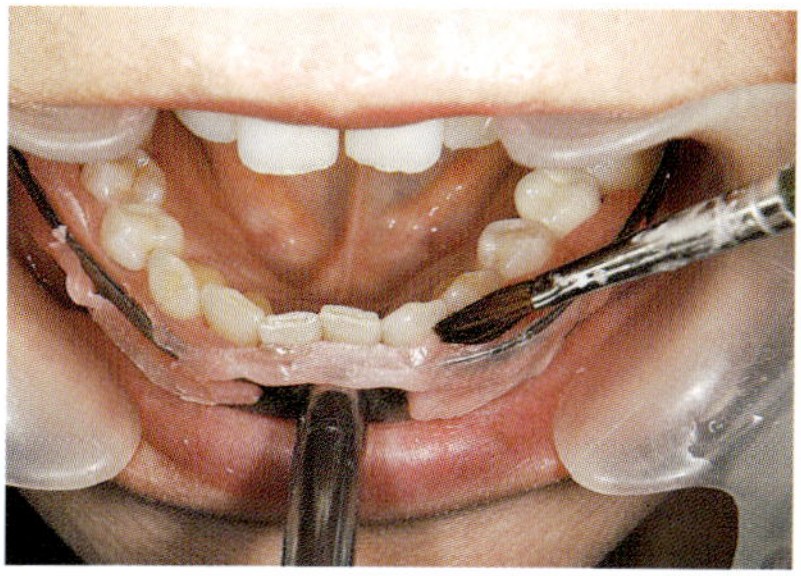

図4-24　レジンを添加する。

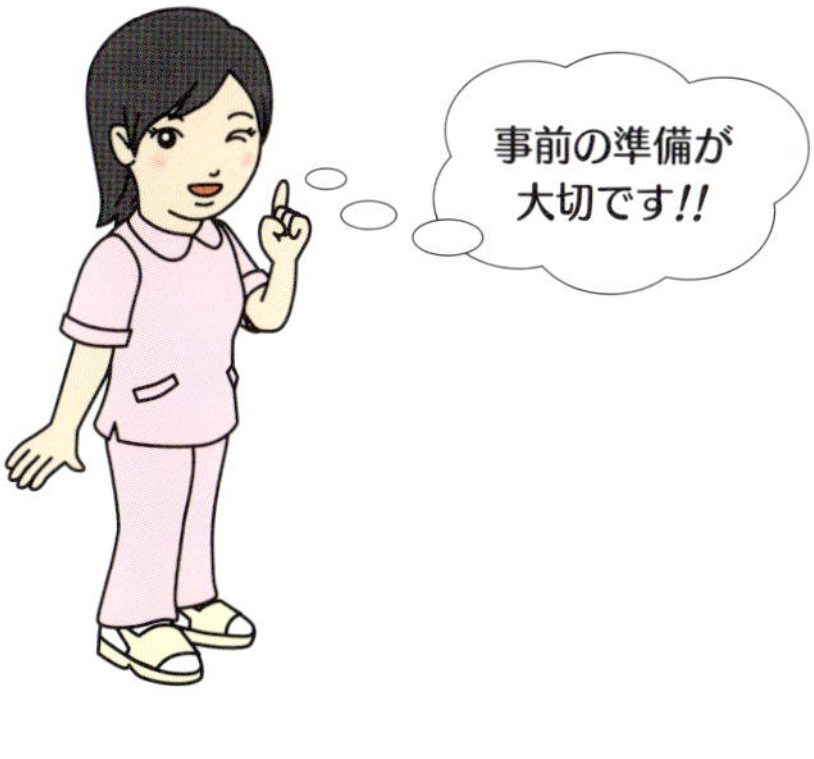

5 アッパー・ボウとロアー・ボウのセット・アップ

1) アッパー・ボウの装着

花島さんと田中君が患者さんにアッパー・ボウを取り付け始めました。

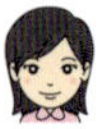
田中先生、アッパー・ボウを装着する前に私がそこにあるT字型のシリコン・パットをオデコと鼻筋にフィットするように押さえていますから、先生にはアッパー・ボウの試適をお願いします。

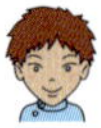
オーケー、エート、こっちが上だったかな？

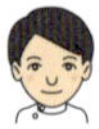
そうです。その真ん中の赤いプラスティックの部分がメガネの滑り止めと同じ役目をしてくれますので、両眼の間に安定するようにして、患者さんに指で押さえていただきますね。「スミマセン、左手の人差し指でここを、目の間のところをしっかり押さえていてくださいね」。その間にサイド・アームを固定していきます。

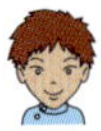
エート、サイド・アームは左右が等距離になるようにということだから、こちら側はゼロミリだけど、花島さん左側の目盛りはどうなっていますか？

◆アッパー・ボウ計測時の座標軸の意味

顎機能診断装置が接触型であろうと非接触型であろうとアッパー・ボウの位置づけは計測時のX、Y、Z軸の基準平面となるものであり、正確な位置づけが欲求される。

X軸は矢状軸あるいは前後軸とも呼ばれ、正中面（頭蓋骨の矢状縫合に平行で身体を左右に分ける垂直な面）と平行な座標軸であり、Y軸は左右の顆頭点を結ぶ水平軸、Z軸は水平基準面に直交する垂直な軸を示す。

つまり「前後的な動き」はX軸上を、「左右あるいは内側や外側の動き」はY軸上を、そして「上下的な動き」はZ軸上の動きとして計測、評価、診断する。

そのため計測の基準となるアッパー・ボウのサイド・アームは正中に対し左右等距離になるようにセット・アップする（第4部第14項図14－1参照）。

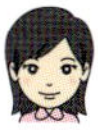
左はプラス2ミリです。

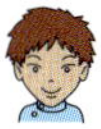
ありがとう。と言うことは左右をプラス1ミリにすれば左右ピッタシだね！

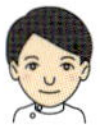
さすが田中先生、早いですね。あとはゴムバンドでアッパー・ボウを固定するだけです。患者さんにはもう指を離していただいていいですよ。

どうやら上手くアッパー・ボウのセット・アップが完了したようです（図5-1～4）。さて顎機能診断装置は、ここで田中君が使っているCADIAXなどの基盤とスタイラスが接触した状態で顎運動の経路を計測する接触型とマグネットや超音波、あるいは赤外線センサーで顎運動を感知して計測を行う非接触タイプのものがあります。

そして、ここまでの操作手順は非接触タイプのいくつかの機種を除けば、大きな違いはありませんが、接触型は設定した上下顎の位置関係をそのまま咬合器にトランスファーして、実際の顎の動きをビジュアルに見ることができる反面、頭部に取り付ける装置が大きく、セット・アップにも時間がかかります。

一方、非接触型の顎機能診断装置は上下の位置関係や顎の動きをコンピュータが演算してくれるため、セット・アップが簡単で、短時間にデータの採得ができる利点があります。しかし咬合器上で上下の位置関係を再現するには、一度診断装置を取り外した後、フェイス・ボウ・トランスファー操作を行う必要があります。このような顎機能診断装置の長所と短所も知っておきましょう。

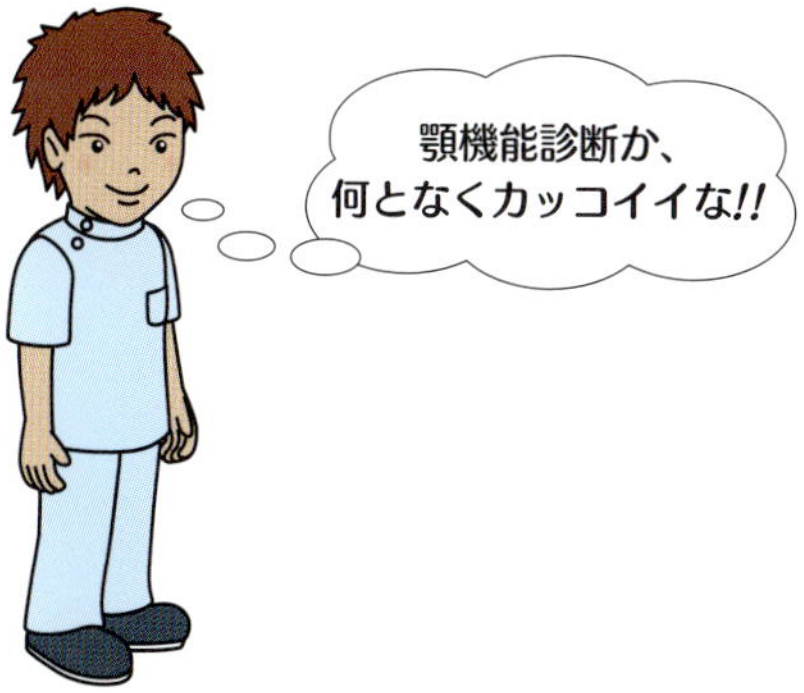

アッパー・ボウの装着

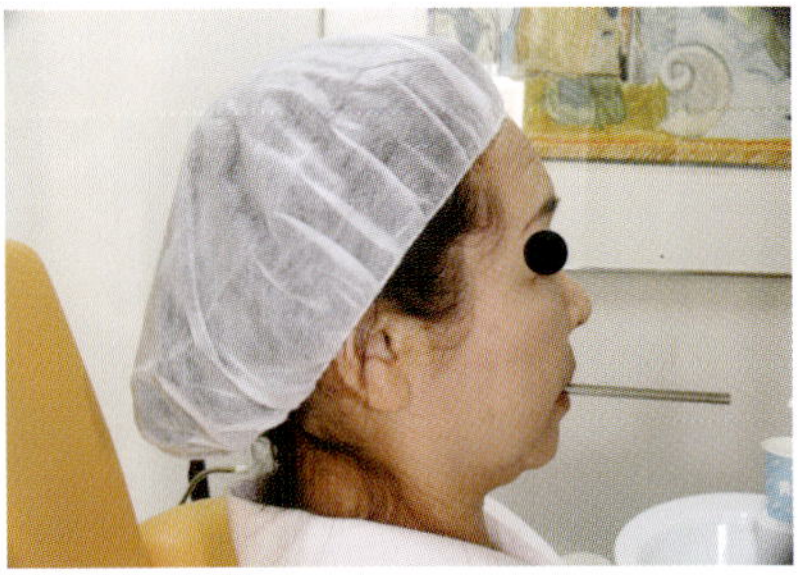

図5-1　キャップをかぶせておくとアッパー・ボウを装着するときに髪の毛が邪魔にならない。

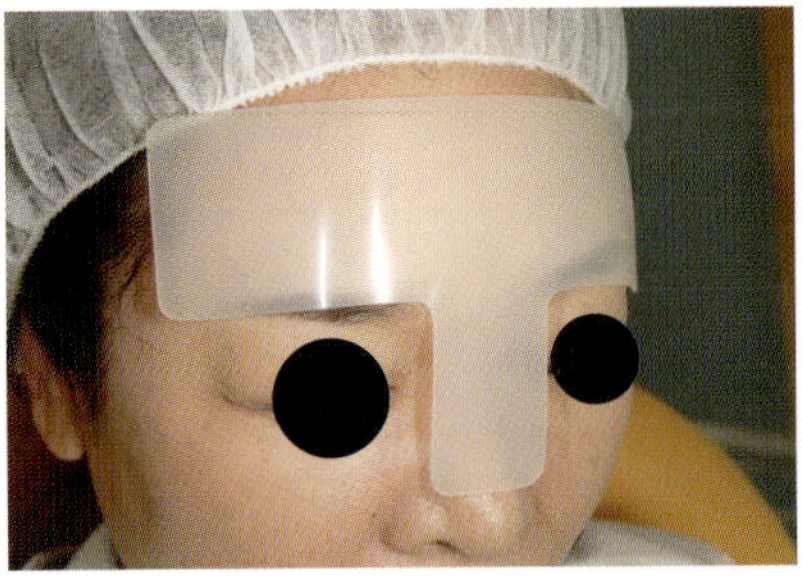

図5-2　T字型シリコン・パッドを前頭部にセットする。

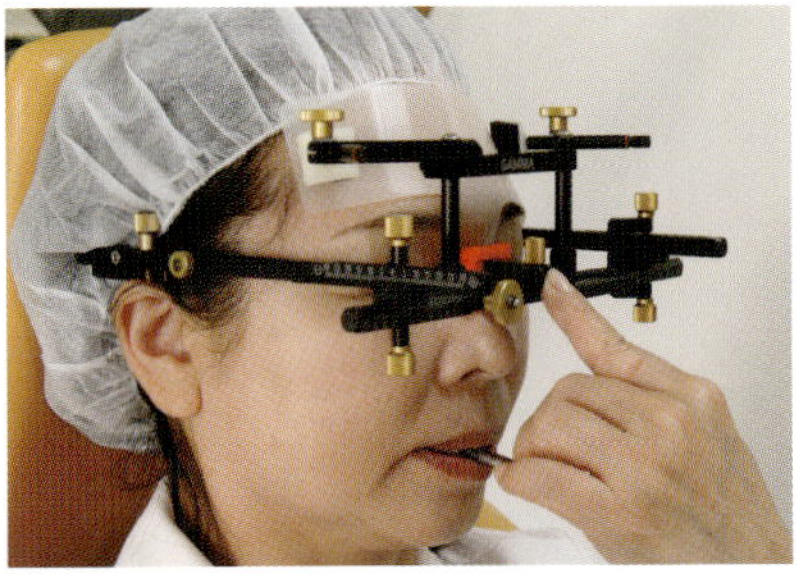

図5-3　組んだアッパー・ボウを頭部にセットし、患者さんに人差し指で押さえてもらう。

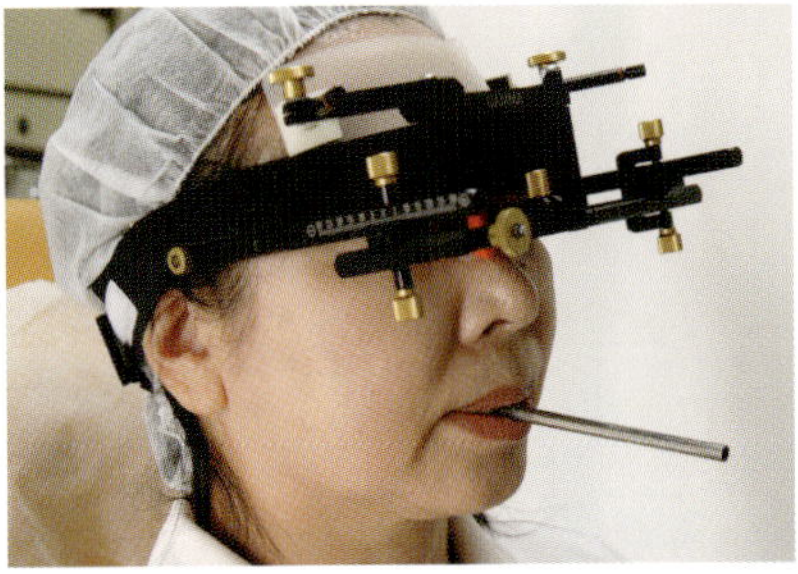

図5-4　その間にゴムバンドで頭部に固定する。

2) ロアー・ボウの装着

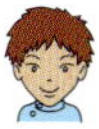
森先生、つぎは何をしたら・・・。

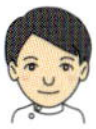
今度は下顎にロアー・ボウを組み立てていきましょう。アッパー・ボウ同様ホリゾンタル・バーにサイド・アームを組んだ状態で花島さんが準備してくれていますので、ホリゾンタル・バーの中程に付いているクランプ（2個のワッシャーからなる留具）を下顎に取り付けたクラッチのハンドルに通して軽く固定してください。ホリゾンタル・バーのセンターには白いラインが入っていますからそこに合わせると、ちょうどセンターに付きます。私が正面から水平になっているかどうか見ますから、田中先生はクランプのネジを少し緩めて微調整をお願いします。

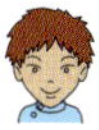
了解！　この位置でどうですか？

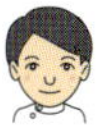
そうですね・・・、右側を少し下げてください。その位置で良いでしょう。今度は頭の上からホリゾンタル・バーと平行になっているかを確認しますよ。左側を1センチほど手前にお願いします。そこで軽くクランプ・ネジを締めて、田中先生、正面から再度上顎のホリゾンタル・バーと平行になっているか確認をお願いします。

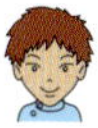
オーケーです。

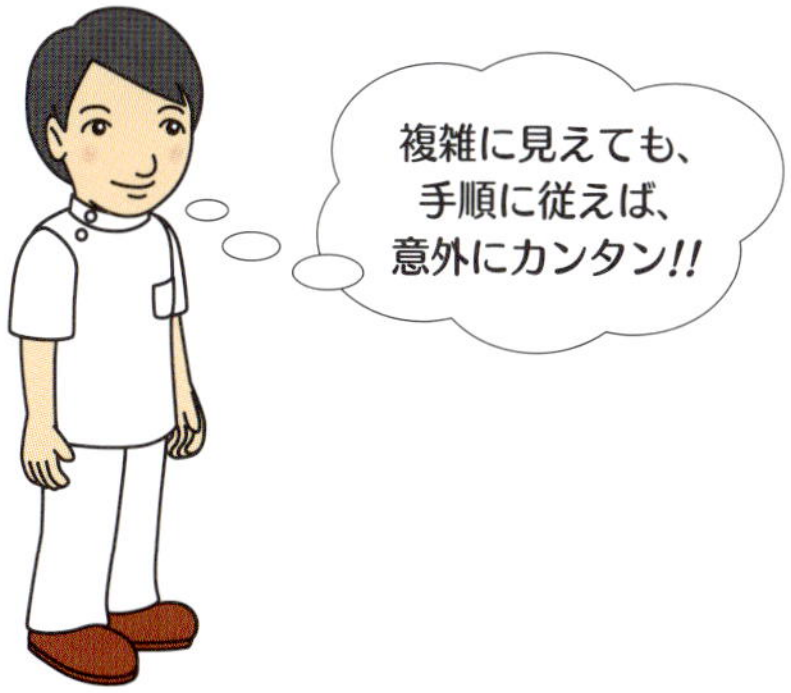
複雑に見えても、
手順に従えば、
意外にカンタン!!

ではそこでしっかりと固定してください。つぎにサイド・アームの前後的な距離も大体でいいですから、平均的なヒンジ・ポジションに調整しておきましょう。

平均的なヒンジは・・・と。

コンダイロ・グラフではコンピュータで演算しますから、あまりシビアーでなくても良いので、おおむねの目測、耳珠上縁と外眼角を結ぶ線上の前方12ミリ、下方に5ミリを目安にすると良いでしょう（図5-5）。水性のサインペンでマークをして、そこにスタイラスが来るようにすればいいですね。

まだスタイラスが付いていないんですけど・・・。

スタイラスを固定する穴が開いていますから、その真ん中にマークが見えるでしょう。

あー、ホントだ！

ロアー・ボウの装着も完了したようです（図5-6～10）。

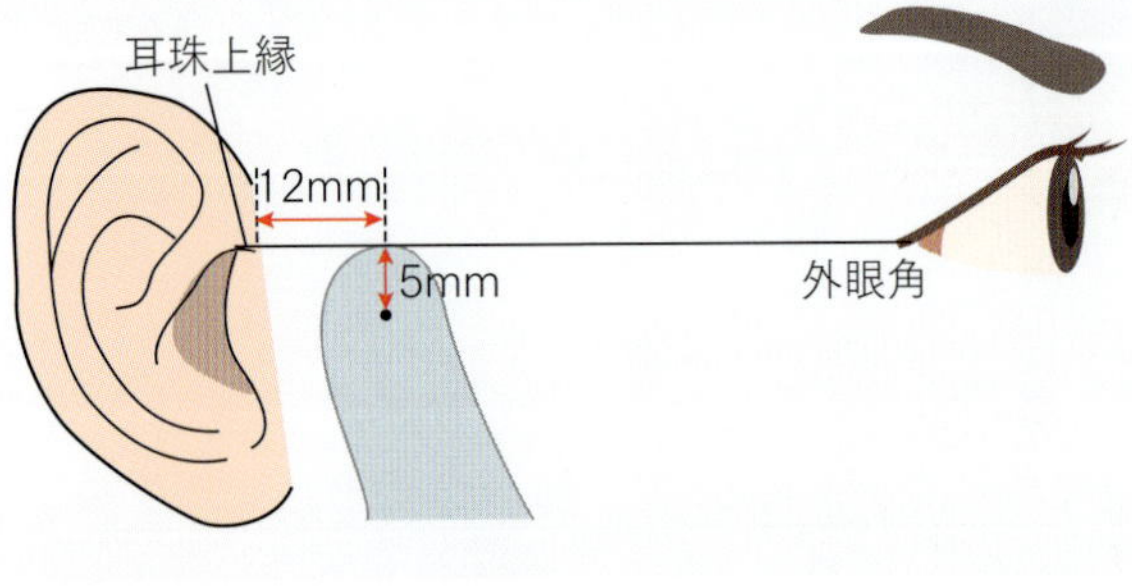

図5-5　平均的ヒンジ・アキシスの位置。

ロアー・ボウの装着

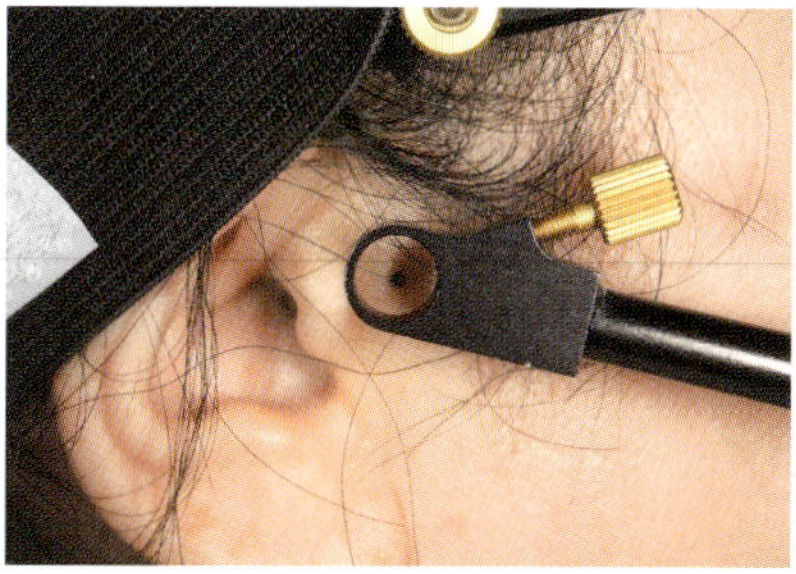
図5-7　サイド・アームのポジショニング。

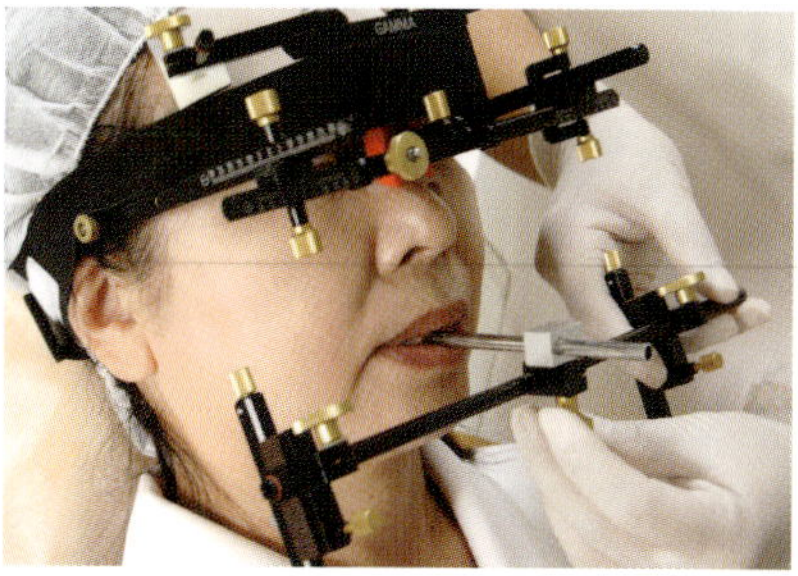
図5-6　クラッチの柄の部分にロアー・ボウを装着する。

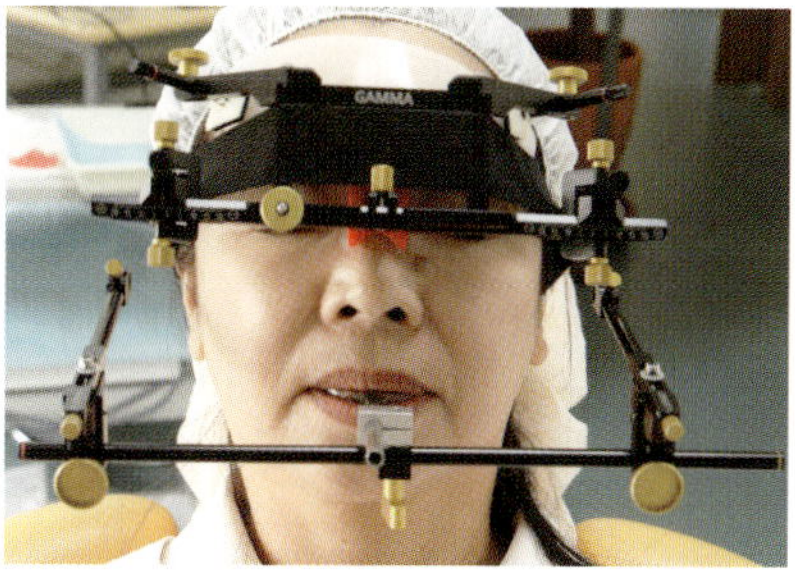

図5-9　正面から確認して上下のホリゾンタル・バーが平行になるのが望ましい。

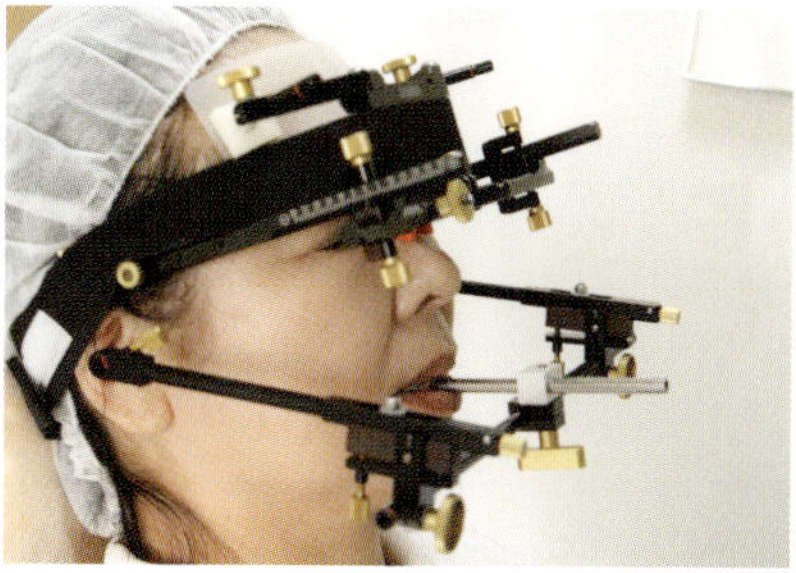
図5-8　ロアー・ボウの取り付け完了。

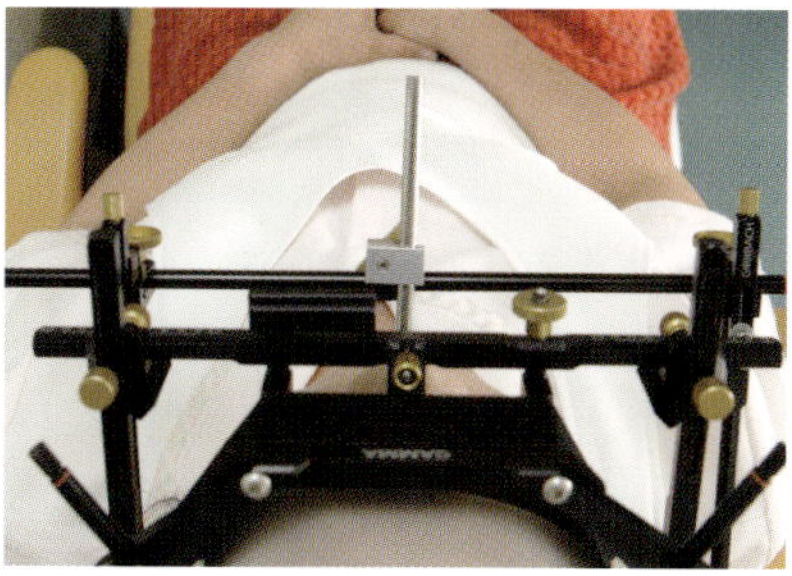
図5-10　上から確認しても上下のホリゾンタル・バーが平行になるように。

3) フラッグとスタイラスの取り付け

では、アッパー・ボウの左右のサイド・アームにフラッグを取り付けましょう。田中先生は左側をお願いします。花島さん手伝ってあげて。

フラッグっていうのはこの基盤ですよね・・・。なんでフラッグって言うんだろう？

先生、そんなことは後で調べてください。それよりもサイド・アームの切り込み部分にフラッグのノッチ（切込み）を合わせて、上からロック・スクリューを締めてください。

はい、はい。

返事は一度で結構です。

できたかな？

最後に下顎のサイド・アームにスタイラスを取り付けたら、でき上がり・・・。先ほどのマークした位置のあたりでロックしてください。いいですか？ 田中先生。

できました！

フラッグとスタイラスの取り付けも完了したようです（図5-11～15）。

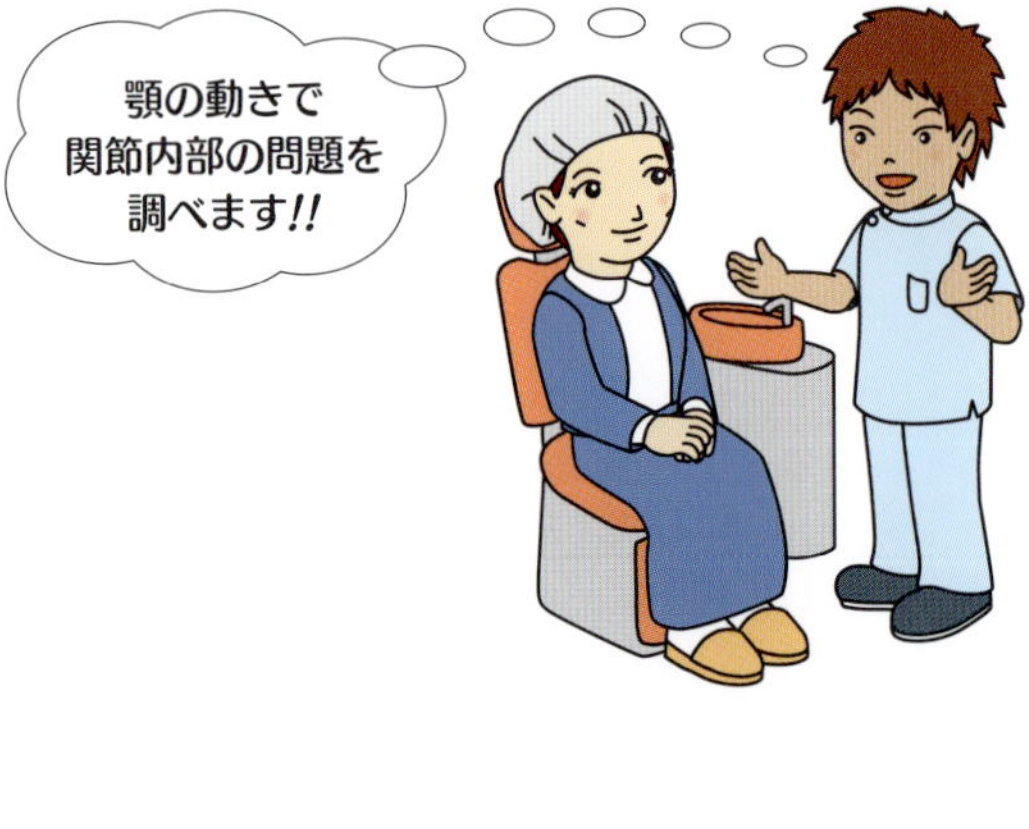

フラッグとスタイラスの取り付け

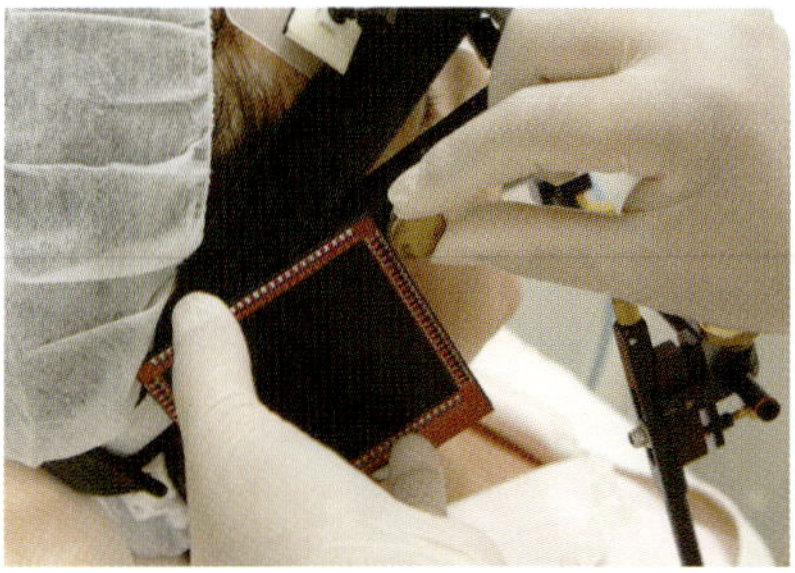

図5-11　フラッグの装着。アッパー・ボウのサイド・アームに取り付ける。

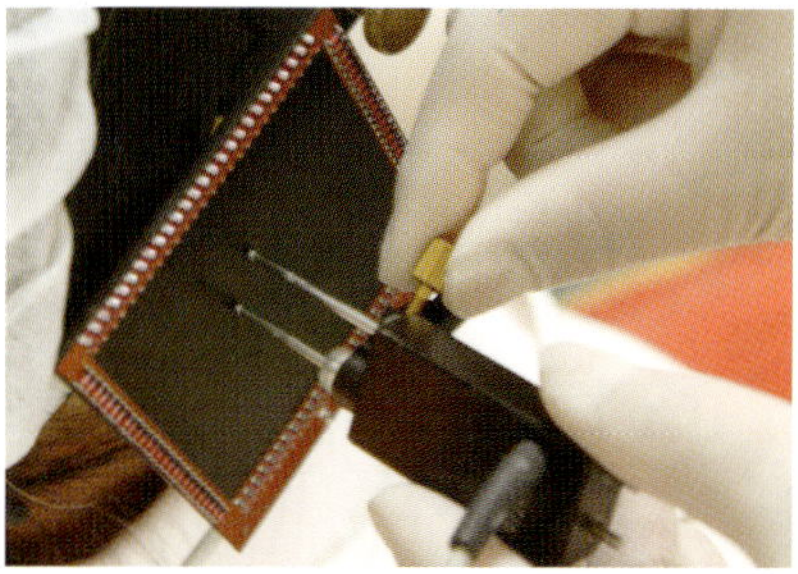

図5-12　スタイラスの取り付け。ロアー・ボウのサイド・アームの穴に合わせるとスタイラス回転中心はマークした平均的顆頭のセンターに位置づけられる。

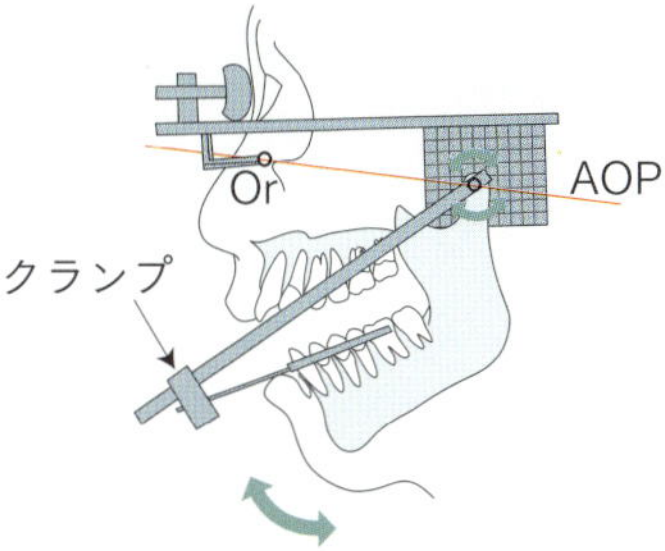

図5-13　下顎の開閉運動にともなうスタイラスの先端は円弧を描くように動く。スタイラスの先端が静止した状態で回転する位置にサイド・アームを調整する（第２部第６項図6-2参照）。

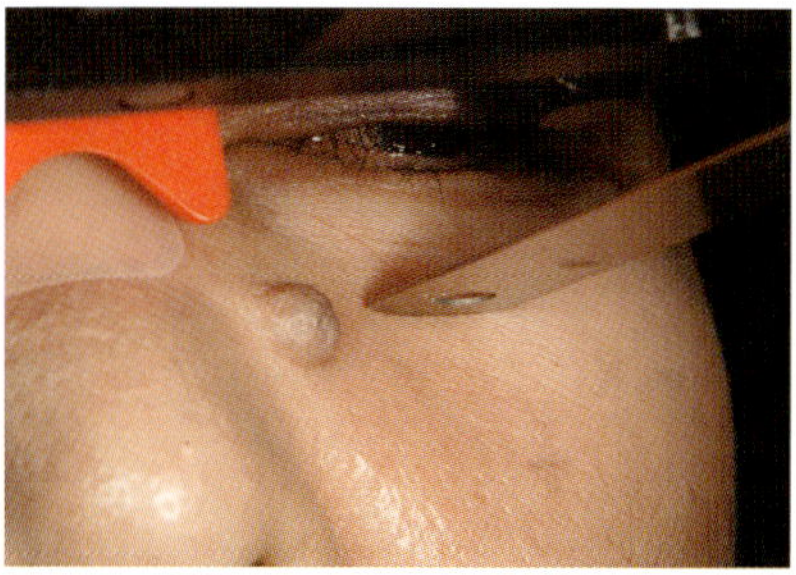

図5-14　最後にオルビタール・ポイント（眼窩点）をマークする。

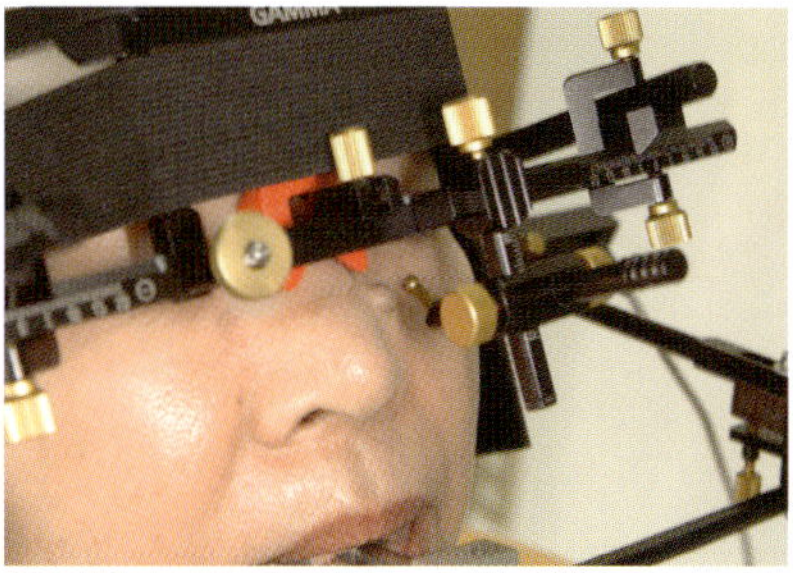

図5-15　オルビタール・ポインターを装着して完了。

何とか無事にセット・アップが終わったようです。ここからコンピュータとフェイス・ボウを、インターフェースを介してケーブルでコンピュータとつなぎます。コンピュータにはすでに森先生が患者さんの氏名や年齢、性別などの基礎データを入力済みです。ここからが診断の最初の基準となるターミナル・ヒンジ・アキシスを求めていく重要な操作です。

4) 指で三脚、頭の安定

森先生が患者さんにこれからやっていただく手順の説明をしています。

さて、頭にたくさんの装置が付いて少し重いでしょうけど、少しの間がまんしてください（図5-16，17）。花島さん、頭部が安定するように後頭部を指で軽く支えてあげてください。

花島さんが後頭部を親指と人差し指、中指の3本で三脚を作るような形で支えている姿を田中君が不思議そうに見ています（図5-18，19）。

森先生、頭部を固定するのだったら、手のひら全体を使ったほうがより安定すると思うんですけど・・・。

そうですね、しかしそれだと顎を誘導したり、偏心運動させたときにアッパー・ボウが動いてしまう危険がありますから、できるだけ頭皮に触れないで、かつ安定させるにはこの指の形が一番適しているんですよ。

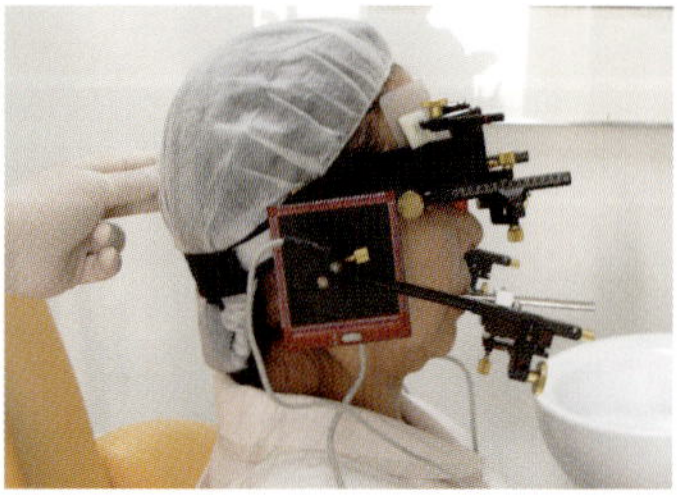

図5-16　側方から確認。

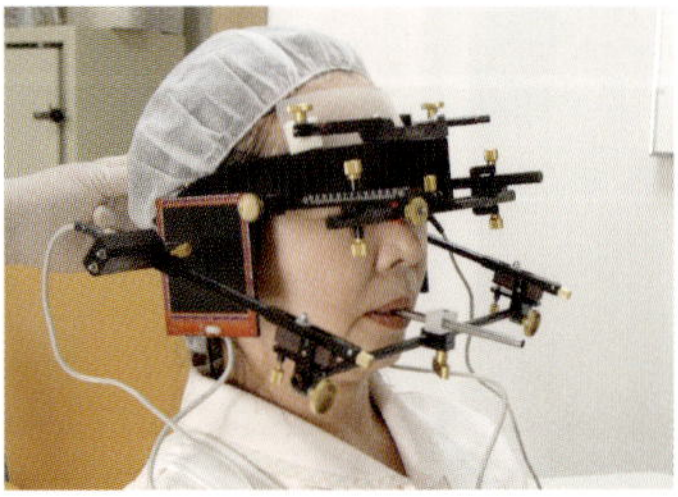

図5-17　斜めから確認。

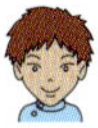

なるほど、言われてみれば理にかなっていますね。

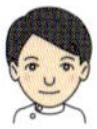

では、患者さんにはこれからいくつか顎の動きをやっていただきます。簡単な動きですから私のほうを見て同じように顎を動かしてみてください。最初は顎を前に出します。そして戻します。そう、いいですよ！　この動きを何度かまずやってみましょう。少し指を添えて動くのをお手伝いしますので、顎の力を抜いて、軽く歯と歯が触れない程度に口を開けましょう。はい、それでは、そのまま顎を先ほどと同じように前方に出してきて、そう、そこから後ろに戻しますよ。ポンと軽く。では、もう一度やってみましょう。前にー、後ろにーポン！　はい、この感じを覚えていてくださいね。この場所が顎のホーム・ポジションです。ここから４つの顎の動きをやっていただきます。

さあ、ここが咬合を学ぶときのもっとも重要なポイントです！　顎運動を診断する場合に、基準点となる場所がターミナル・ヒンジ・アキシスです。ここでは患者さんには理解しやすいようにホーム・ポジションという言葉を使っています。

もう少し咬合学的に解説すると、左右それぞれの顆頭には約10度〜13度の範囲において純粋に回転するピンポイント（回転中心）があり、その位置をターミナル・ヒンジ・ポジション（THP）と呼びます。ターミナル・ヒンジ・アキシス（THA）とは左右の回転中心（THP）を結んだ仮想軸のことです。

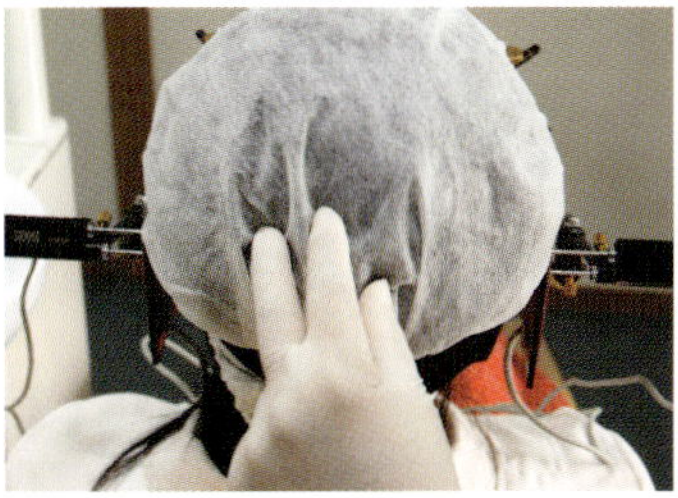

図5-18　計測中の頭部は3本の指で軽く支える。

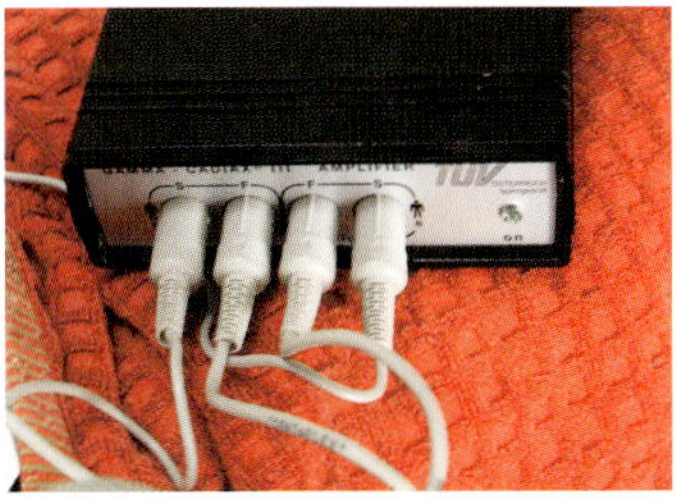

図5-19　ケーブルをインターフェースに差し込んで計測準備完了。

6 顎機能診断データの採得

1）ターミナル・ヒンジ・ポジションの決定

それでは田中先生、左右のターミナル・ヒンジ（図6-1）の位置を計測しますから、こちらにきて手伝ってください。これから下顎頭の回転中心を探しますので、私が下顎のホリゾンタル・バーに取り付けたサイド・アームを調整しますから先生はスタイラスの動きを見てください。

見ているだけでいいんですか？

下顎はターミナル・ヒンジに近づくと10度ぐらいの範囲のなかでコンパスの支点のように動かなくなってきます。回転中心から大きく離れていると、ヒンジ・アキシスの回りを円弧を描くようになります。たとえば、X軸とY軸の交差する位置にコンパスの支点となる軸を置き、円を描いたとします。コンパスの支点が円の中心点として、X軸の上方をコンパスのもう片側が動くときは時計の12時を中心に11時～1時の弧を描く動きをしますね。同様に中心点に対しX軸の下方を通るときは6時を中心に5時～7時の弧を描くはずです。Y軸上の右半分にスタイラスがあるときは、3時を中心に2時～4時の弧を、Y軸上の左半分にスタイラスがあるときは、9時を中心に8時から10時の弧を描くような動きをすることになります（図6-2）。

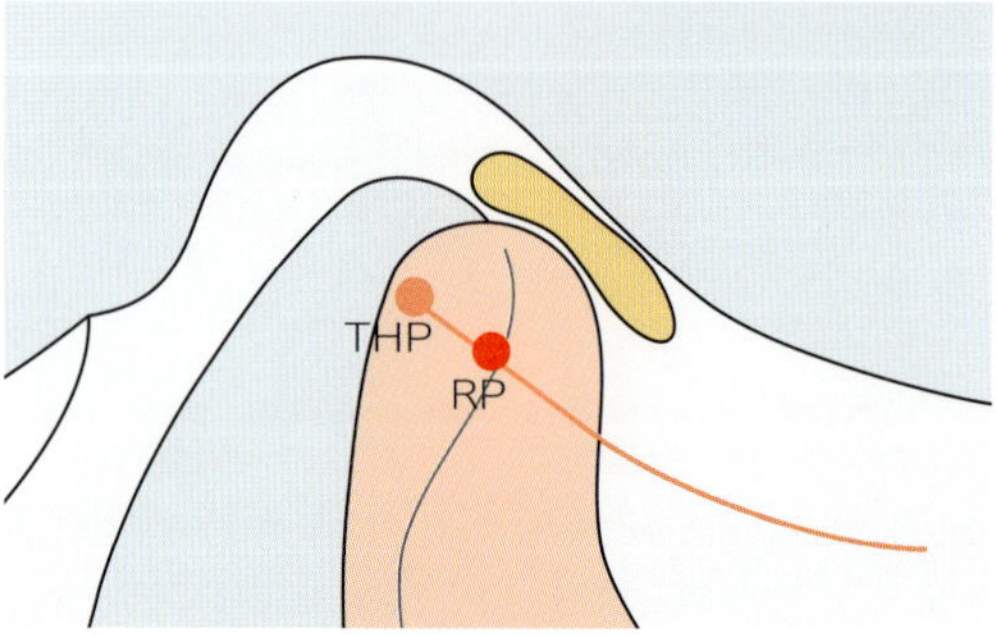

図6-1　ターミナル・ヒンジ・ポジション。

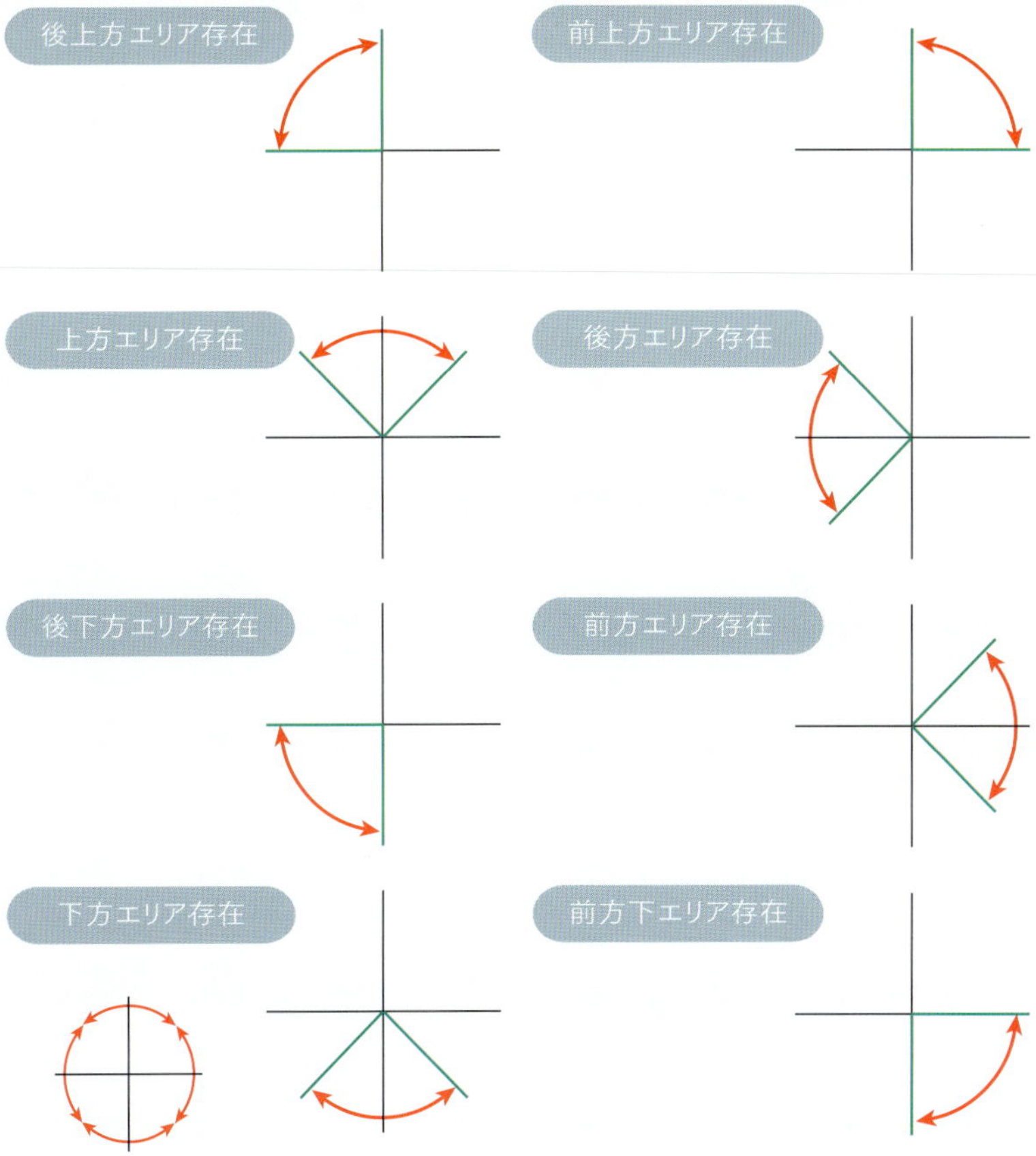

図6-2　下顎頭の回転運動。

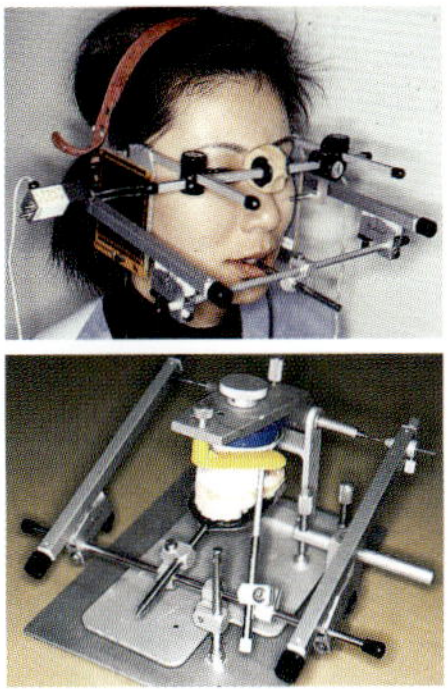

◆SAMのヒンジ・アキシス・トランスファー

数社からヒンジ・アキシス・トランスファーシステムが販売されているが、基本はすべて同じである。

スタイラスの先端を咬合器の開閉運動軸と一致させ、前方基準点（リファレンス・ポイント）の先が咬合器の前方指示板に合わさることで上顎模型を咬合器の正確な位置にマウントすることができる。

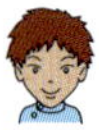

なーるほど！　森先生は説明がウマイな～。要するにスタイラスの動きを見て、その動きが時計の何時で動いているかを見れば回転中心がどの方向にあるかがわかるということですね。

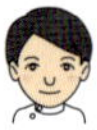

さすが、田中先生！　動きが小さいですから、私よりも目の良い先生の出番ということでお願いします。

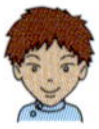

お任せください。

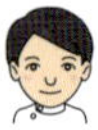

さあ、これで左右の回転中心、ターミナル・ヒンジの位置が計測できました。この位置をコンピュータにデータ採得のためのスターティング・ポジションとして記録しておきましょう。顎を前に出して、後ろに戻します。ハイ、そこで止めてください。オーケーです。

2) 患者さんのトレーニングがデータ採得のポイント

森先生が患者さんに偏心運動の方法をレクチャーしています。

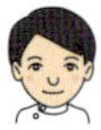

もう一度ホーム・ポジションに顎を戻しますよ。今度は私の手は添えませんからご自身で顎を動かしてください。お口を軽く開いて、前に、後ろに・・・。はい、そのままの位置で止めてください。そこから顎を前に出しましょう。できるだけ前にー。はい、オーケーです。今度はもう一度顎を後ろに戻しましょう。いいですよ！　もう一度軽く顎を前に出して・・・。ホーム・ポジションまで戻して止めます。はい、そこから今度は顎を左側

◆CADIAXのデータ

さて、本書での顎機能診断データの採得は無事に終了したようであるが、顎機能診断は顎運動時の機能に異常があるのか、あるとすれば、どのような問題なのかを収集・分析することで、異常の程度や問題の質（器質的な問題なのか、神経筋機構に問題があるのか、顆頭や関節円板といった位置関係や構造に由来するものなのかなど）を診断し、治療の可能性の有無や治療方法を策定するベースとなるものである。

前述のとおり顎機能診断装置にはいくつかのタイプがあるが、目的は同じである。

本書でCADIAXを使っているのはつぎの理由からである。

①下顎運動路の分析を三次元解析に時間を加えた四次元で解析できること。

②下顎頭の開閉口運動時の動きを回転と滑走のコンビネーションで分析ができること。

③セファロ分析データにCADIAXのデータを重ね合わせすることで骨格パターンとの関係をビジュアル化に加えて、データ化したものとして診断できること。

④診断の基準がリファレンス・ポジションとオルビタールを用いたアキ

に、田中先生のほうに動かしましょう。オーケーですよ！　もとのホーム・ポジションまで戻りましょう。もう一度同じ動作をいきますよ。今度はもう少し速く動かしてみましょう。イチ・ニイで左に出して、サン・シで戻る。これで5秒ぐらいですね。もう一度やってみましょう。イチ・ニイ、サン・シで戻す。いいですね。非常にスムーズな動きでしたよ。

森先生はさすがに患者さんの顎の誘導が上手ですね。ここで、誘導のコツを覚えておきましょう。まず、患者さんが顎をスムーズに動かせないときは一息ついて、患者さんを観察してください。肩に力が入り、顔がこわ張っていないか、力まないように声をかけ、肩を上下させたり、顎を軽くタッピングしてもらってリラックスさせることが上手に誘導するコツです。

それでも緊張がとれないときには肘を曲げ、ギュッと握りこぶしを作ってもらって「これ以上は無理というぐらいしっかり握ってください。わかりますか？　今の状態が筋肉が緊張した状態です。今度は肘を下げてパッと手のこぶしを解いてください。手をブラ～ンと下げて、その状態がリラックスです。顎の力が抜けているのがわかりますね」と誘導してあげるのも良い方法です。

その昔、筆者が高名なナソロジストのP．K．トーマス先生に教えていただいた方法です。先生方も、リラックスできない患者さんに一度、試してみてください。

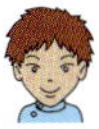

（なるほど、さすがは森先生だ・・・）

シス・オルビタール・プレーン（AOP）であること。この位置に患者の皮膚面上に鉛板で印を付けセファロ撮影することで、患者さん―セファロ―咬合器の基準点を一致させ、そこにCADIAXで採得したデータを加えることで立体的な分析が可能となるのである。

田中先生、偏心運動、とくに下顎の左右方向への動きは頭で左右を理解できても、意思とは裏腹に自由には動きにくいものなのですよ。「右（みぎ）」「左（ひだり）」と言うよりも、「私の側に」とか「私の反対側に」と言ってあげたほうが、患者さんは身体が素直に反応するものです。今回は左側に田中先生が立っていましたから「田中先生のほうに」と言いましたが、目標があったほうが良いですね。動かす方向の肩を叩きながら「こちらの側に動かして」と言うのも有効な方法ですよ。

そうか！ 具体的な方向を示してあげればいいのですね。

では、今度は今言った方法で続けましょう。はい。ではいきます。つぎは私の側、右側に動かしてきてください。顎を前に、後ろにポン、そこから私の側に、はい、もとに戻します。もう一度、前に、後ろにポン。私のほうに動かして、イチ・ニイ、戻ってサン・シ。最後に口を大きく開けてから、閉じる動きです。顎を前に、後ろにポン。大きく口を開けますよ。イチ・ニイ、はい、閉じます。サン・シ。お上手ですね！ 結構皆さん上手にできないんですよ。これだけできれば大丈夫！ 私はコンピュータのほうを担当しますので、田中先生、同じ動きをそれぞれ2回ずつ行なっていただけますか？ スタートの直前にそこにあるフット・スイッチを押してください。

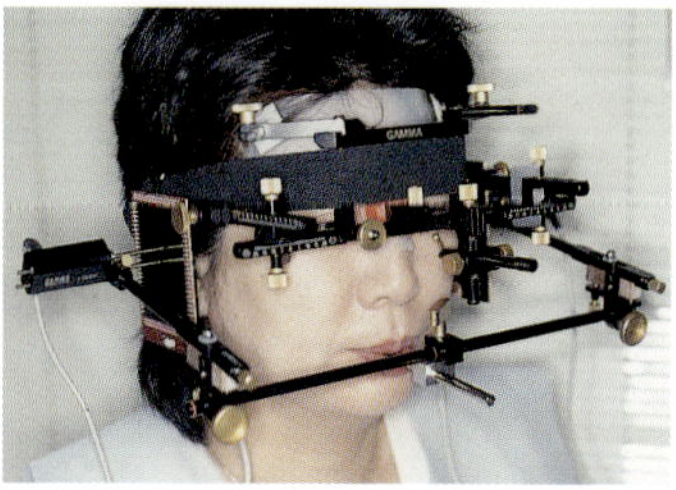

図6-3 顎機能運動の採得終了。

3) ヒンジ・トランスファーに取りかかる

それでは装置を取り外す前に、せっかくターミナル・ヒンジを採得したのですから、ヒンジのトランスファーをしておきましょう（図6－3）。コンダイロ・グラフは顎機能診断装置ですが、このままヒンジ・ボウとして使えるところが臨床的でいいですね。田中先生、左右のスタイラスとフラッグだけを外してもらえますか？

エート、先にスタイラスを外さないとフラッグは取れませんね。これでオーケーと・・・。

では、スタイラスを止めていたサイド・アームの穴に、ヒンジ・マーク用の長いスタイラスを差し込んでください。皮膚を傷つけないように、スタイラスの先端は1センチほど離しておいて下さい。

これぐらいですか？

いいですね！　このまま私が患者さんの下顎をターミナル・ヒンジ・ポジションに誘導しますから、田中先生はそのスタイラスをそっと患者さんの皮膚面に押し当ててください（図6－4）。花島さん、スタイラスの先に印記できるようにマーカーを塗っておいてください。

先生、用意できました。

それでは、最初に練習したように顎をホーム・ポジションに戻しますよ。顎を前に、後ろに、そこで止めてください。田中先生、左右のヒンジにマー

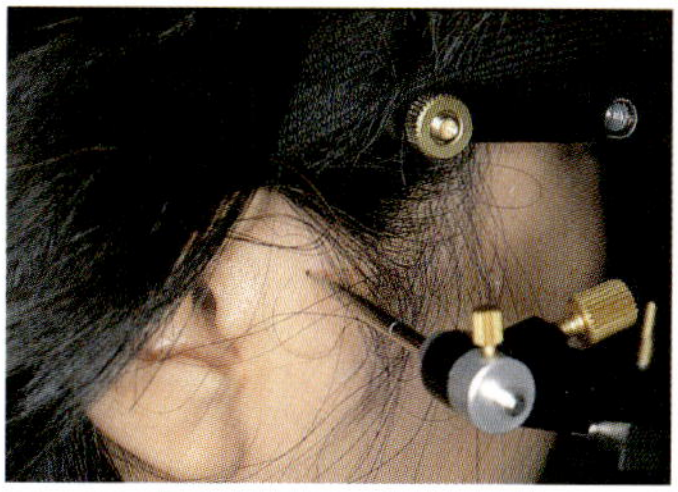
図6-4　皮膚面上にターミナル・ヒンジの位置をマーク。

クをお願いします。

マークできました。

それではヒンジ・トランスファーのためのフラッグと専用スタイラスがありますから、それに付け替えてください（図6-5，6）。花島さんフラッグから手渡してあげて。それから、田中先生、この小さなフラッグに貼られた紙にヒンジの位置をもう一度マークして、そこにアッパー・ボウから出ているスタイラスを合わせて固定していただけますか？　反対側は私がやりますので。

ヒンジはオーケーです。

私のほうも大丈夫です。

では、最後に眼窩下点（オルビタール）は私がマークしましょう。それでは田中先生、注意してそのままの状態でアッパー・ボウを頭から取り外してください。

う〜、緊張しますね。

取り外したらこちらのトランスファー・ジグに移して（図6-7）、後はラボで咬合器にヒンジのトランスファーをしてもらいましょう（図6-8）。花島さん、ロアー・ボウと下顎のクラッチを外してお口のなかのク

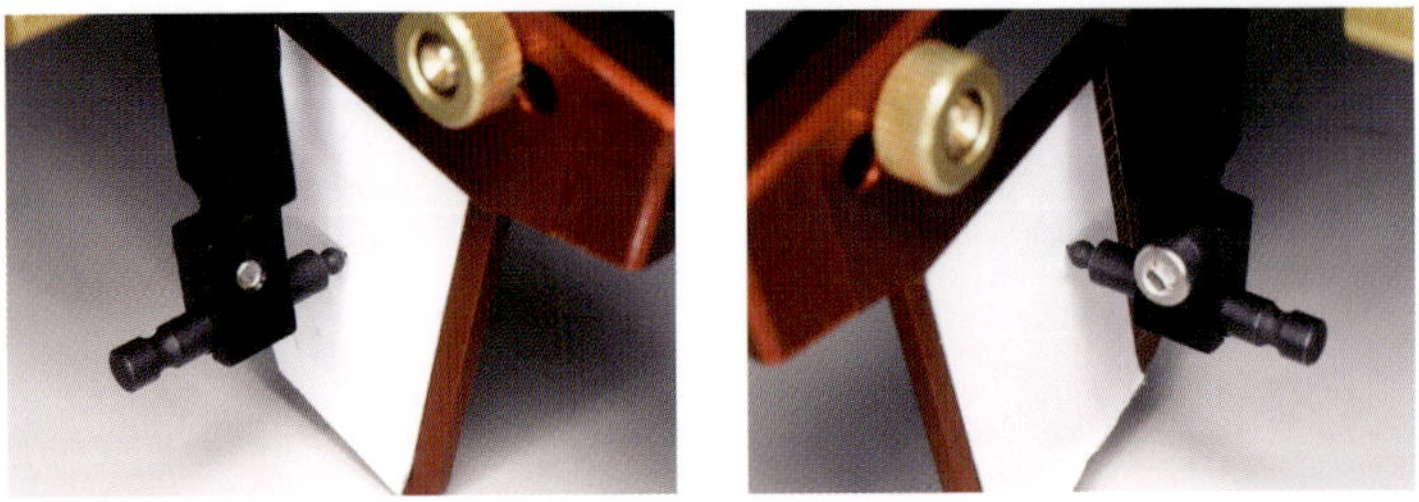

図6-5, 6　左右のターミナル・ヒンジ・ポジションのトランスファー。

リーニングをお願いします。

クリーニングできました。

では、後方基準点と前方基準点にそれぞれ鉛板のマークを貼り付けてください。この状態でセファロ撮影しますよ。

撮影できました。

はい、お疲れ様でした。これでヒンジ・トランスファーの完了です。田中先生、後は患者さんに診断結果は、後日お話する旨を説明して、今日は終わってください。午後からはコンダイロ・グラフで採得したデータの解析ソフト「CADIAX」を使った分析とセファロ・トレースをしましょう。花島さんもお疲れ様！　さすがでしたね。

お疲れ様でした。

やっとお昼だ！

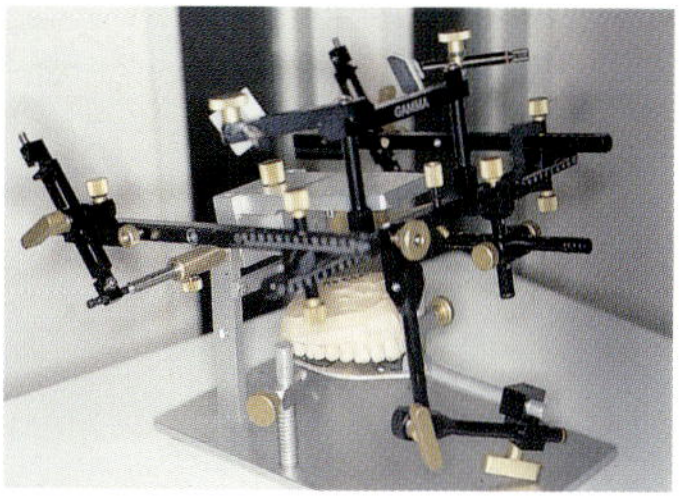

図6-7　ヒンジ・ボウ・トランスファー。

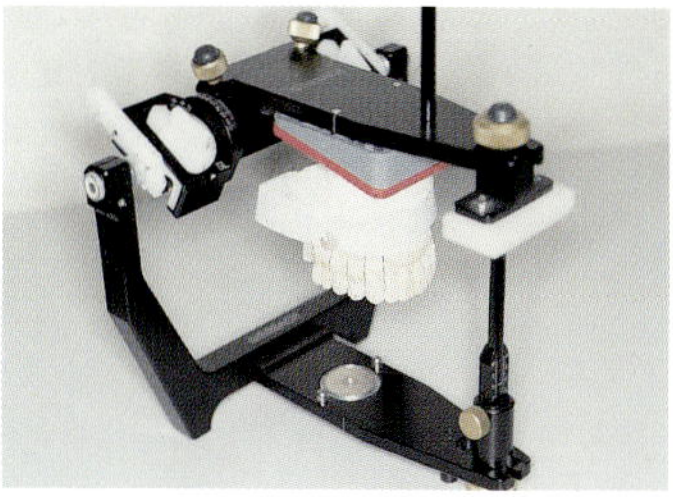

図6-8　咬合器にトランスファーされた状態。

7 下顎の基準点を整理する

1) 一緒に考えてみよう

ランチを食べながら森先生に田中君が何か質問しているようです。

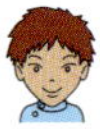
森先生、どうしてもわからないのですが、コンダイロ・グラフのデータを採るときに患者さんの顎を押してターミナル・ヒンジを求めましたよね。その後の偏心運動っていうんですか、前後・左右の動きを患者さんにさせるじゃないですか。せっかく苦労して顎の回転中心を探したのに、動かしてもらうときには、ターミナル・ヒンジに顎を誘導しませんけど、なぜですか？

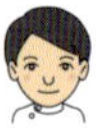
なかなか鋭い指摘ですね。では、田中先生に逆に質問です。ターミナル・ヒンジ・ポジションは中心位でしょうか？

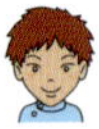
エーッ！　僕が答えるんですか！　まいったな〜。

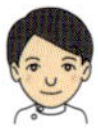
ゆっくり、整理して考えていけば答えにたどり着けますよ。実は、田中先生は咬合の一番重要な部分に、無意識のうちに気づいていたんでしょうね。かなりのセンスを持ってますよ。

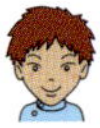
いや〜、森先生にそんなに褒められたら何でもやっちゃいますよ！

◆**中心位**
中心位には顎関節の中心位と上下の歯の接触関係における中心位がある（Avril CM.1996）。

いやいや、でもね田中先生、センスとできる、できないは別物ですよ。私たちは患者さんからすれば歯科のことは何でもできて当然と思われているわけだから、ひとつずつ確実に知識や技術を身につけていかないと、いつまでたってもプロフェッショナルにはなれませんよ。

キビシイな〜。上げたと思ったら急降下ですね〜。

それで、質問の答えは？

エート、ターミナル・ヒンジ・ポジションというのは顎を後方に押しているから絶対に中心位じゃないと思うんだよな〜。中心位っていうのは開閉口運動をしているときの下顎頭の中心かな？

惜しいですね。でも半分は正解です。田中先生の言うようにターミナル・ヒンジ・ポジションは術者が被験者の顆頭を後上方に圧迫して、無理やり顆頭が純粋な回転運動をする位置に持っていったわけですが、この場所は下顎頭にとっては非生理的な位置にすぎません。もちろん中心位とは呼べないというのは、正解ですが、中心位が開閉口運動をしているときの下顎頭の中心っていう答えは不正解。下顎頭がディスクとともに関節窩のなかで生理的な位置、つまりPRPにあるとき、中心位（図7-1）と呼べるんです。

よくワッカリマセーン。PRPって何ですか？

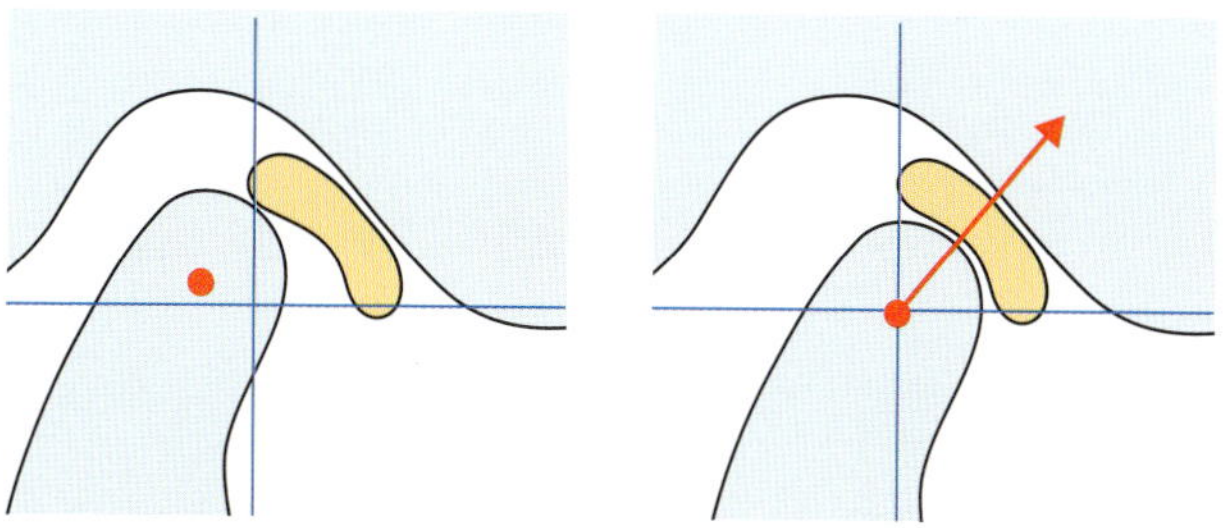

図7-1　THPとPRP(CR）の位置関係。図中左：THP(ターミナル・ヒンジ・ポジション)。右：PRP(セントリック：CR)。

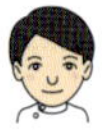

フィジオロジカル・リファレンス・ポジションの略です。基準位はリファレンス・ポジションという呼び名が使われますが、3つのリファレンス・ポジションがあるんです。

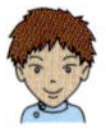

先生、ところでそのリファレンス・ポジションって基準位ってことでしょう。なのに何で3つも必要なんですか？ 普通は基準位っていったらひとつでしょう？

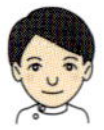

そこなんですよ。咬合を勉強しようとしている先生たちがつまづいてしまうところは。

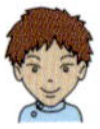

森先生、その先を早く聞かせてくださいよ。

2) 顆頭とディスクは男女の関係？

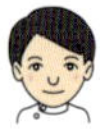

う～ん。といっても上手く説明するのが難しいんだな、これが。そうですね。「男女の関係」にたとえてみましょうか。たとえば隣のテーブルに田中君の憧れている女性が座っているとしますね。もちろん同じ職場だからお互い知らないわけじゃない。田中君は何とかしてして、カップルになりたいと切望している。

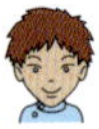

フムフム、ドキドキしてきましたね。

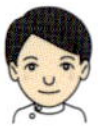

だけど彼女までの心の距離はつかめない。よく見ると花島さんが彼女と親しげにコーヒーを飲んでいる。君は花島さんに、僕のことを彼女はどう

◆PRP (Physiological Reference Position)
関節窩内における下顎頭の位置が生理的位置にある状態を示す。

思っているか聞いてもらうように頼んだ。この辺りがターミナル・ヒンジの計測中ですね。

ワクワクする話の展開になってきましたね。

花島さんに聞いてもらうと、彼女はすでに結婚していて素敵なご主人がいるという。

ガクッ！　また上げたと思ったら急降下ですね。

これが田中君と彼女の距離なわけです。彼女を顆頭とすると彼女は結婚されてすごく居心地の良いポジションにいるわけで、生理的にもっとも安定した位置にいるわけです。関節の構造でいうと下顎頭の上にはご主人役の関節円板というクッションがあり、関節窩のなかで関節結節に向かって筋肉でしっかりとシーティングされている状態。関節窩は家庭とか家と考えたらわかりやすいですね。

近くて遠いな～。２人の関係は・・・。

しかし、これで２人の距離がわかったわけです。

と言うことは、自分の気持ちは「こうだ!」って気づいたところがターミナル・ヒンジ・ポジションですか？

◆ＤＲＰ（Deranged Reference Position）
関節窩内における下顎頭の位置が非生理的位置にある状態を示す。

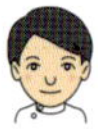

そういうことです。つぎに花島さんが彼女に田中君のことを聞いてもらったけど、そのときの彼女の気持ちはご主人と家庭にあることがわかった。その心の場所がリファレンス・ポジション、つまり彼女のいる場所ということになりますね。

3) PRPとDRP

森先生がリファレンス・ポジションをわかりやすく説明しようと苦心していますが上手くまとめられるでしょうか。

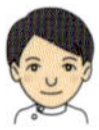

つまり、現在の彼女がいる場所を関節窩のなかにたとえると、生理的に安定して機能するリファレンス・ポジション、PRPと呼ばれる位置に相当するわけですね

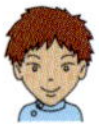

何となくわかりました。つまり今の森先生の話だと、RPとPRPとは同じところにあるってことですよね。と言うことはRPには3つのポジションがあるって言ってましたから、別のシチュエーションがあるってことですね。

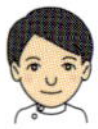

そういうことです。今度はストーリーの展開をもう少し田中君が喜ぶようにしてみましょう。彼女は独身で田中君のことに気がついていた。そこに花島さんからのメッセージを聞いて2人は恋人同士になった。

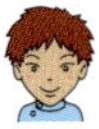

うひょー！

◆TRP（Theraputic Reference Position）
下顎頭が非生理的な位置にあり、機能障害を呈する場合、それを改善するために設定する治療過程における治療目標位のこと。

2人の状況はオンザ・ディスクで生理的な基準位にあるけれど、結婚するまで進展していないし、まだまだ不安定。とくに田中君の場合はハンサムでモテそうだし彼女は気がきじゃない。ある日、田中君は別の女性とシティ・ホテルから出てきたところで彼女と鉢合わせしてしまった。彼女は怒って去って行ってしまった。この状況が、顆頭が関節円板から外れ落ちたところでDRPということになりますね。

ぜんぜんハッピーじゃないじゃないですか！　ひどいな〜。ところでDRPは何の略語ですか？

DRPはディレンジド・リファレンス・ポジション、要するに生理的な基準から外れてしまった位置を指す単語です（図7－2）。

4) TRPとは治療位のこと

早くハッピーエンドにしてくださいよ。

咬合治療は恋愛と同じで時間がかかることは覚えておいたほうがいいですよ。

森先生もご苦労なされたんですね。

アハハ、まあね。さて、このストーリーの続きですけれども、田中君はどうして彼女が離れて行ってしまったかを考えたのだが理由がわからない。やましい覚えもないのにと思い出していると、ホテルから女性と一緒に出

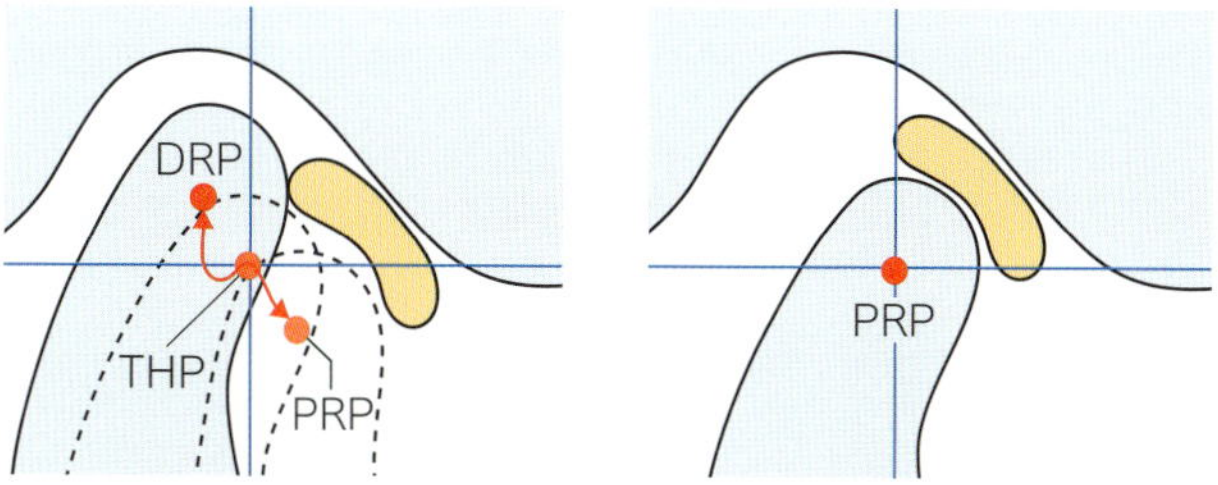

図7-2　PRPとDRPの位置関係。図中左DRP(ディレンジド・リファレンス・ポジション)。右：PRP(セントリック：CR)。

たところで彼女にバッタリあったのが原因だと思い当たった。その日は就職の相談があるからと、知り合いの衛生士に頼まれて一緒に食事をしただけだったので、すっかり忘れていたほどだ。花島さんにことの顛末を説明してもらって、その衛生士にも会ってもらったことで、もとのサヤに落ち着いた。めでたし、メデタシですね。

エ〜・・・よくわからない？？？　いったいどこにつぎの基準位があったんですか？

ディスクから落っこちてDRPにある顆頭が、どうして彼女に嫌われたかどうかわからないでいる田中君ですよ。なんとか彼女と縁りを戻すために、彼女との関係が上手くいかなくなった原因を探るわけですね。「この辺りかな、いやいやあの頃はまだ機嫌が良かったのに」なんてね。そこで「ここだ！」というところに思い当たる。この状況を顆頭とディスクの関係に置き換えると「ここだ！」という直前に戻ったところがTRP、つまりセラピューティック・リファレンス・ポジションといって治療位になります（図7-3）。ついでに田中君は花島さんや相談に乗ってあげた衛生士さんを使ってもとのサヤに収まったけれど、この2人にあたるものが顎位をリポジショニングするスプリントだと考えるといいですね。

ウ〜ン。ずいぶん長いストーリーでしたね。

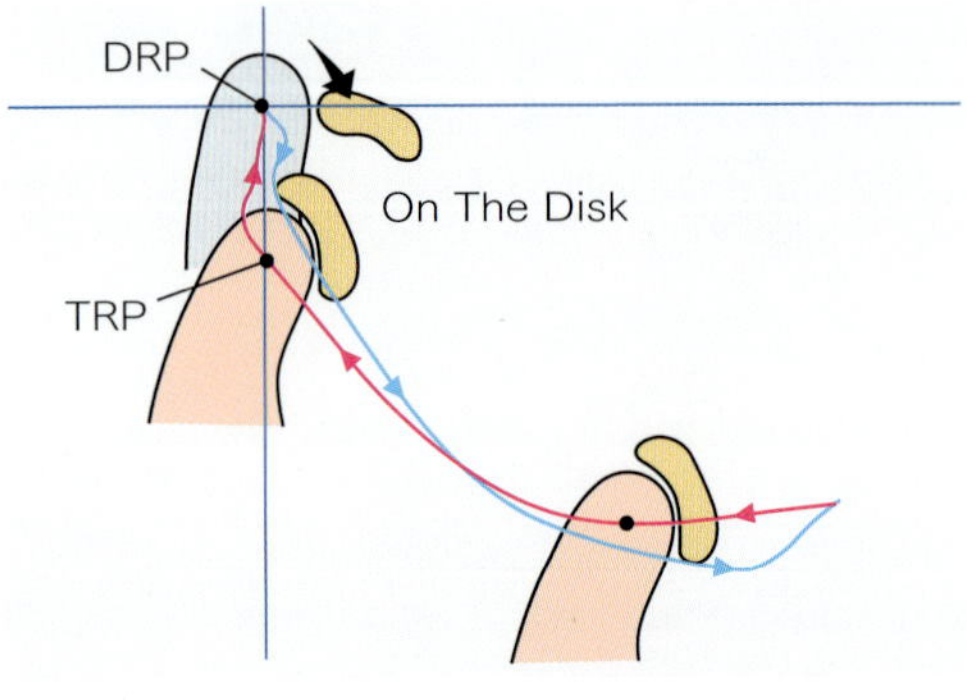

図7-3　復路でディスクから外れる直前にTRPを設定する。

5) 4つのリファレンス・ポジション

整理すると、RPにはPRPとDRPとTRPがあって、RPはPRP、DRP、TRPとの位置関係を知る基準だということですか（図7-4）？

オーすごいね！　田中先生は、そのとおりですよ！

それで、中心位というのは？

関節窩のなかで顆頭と関節円板が、もっとも生理的に安定している状態だからPRPにあるときと考えていいでしょう。この位置をトランスバース・ヒンジ・ポジションとも言いますね。

森先生、最初の質問に戻りますけど、いちどターミナル・ヒンジに入れておいて顎運動を計測するとき手を離すのは、そーか、ターミナル・ヒンジ・ポジションは術者が強制的に下顎を誘導しないと得られない位置ですよね。だから、その後は、患者さんの閉口筋の力で下顎を後方に戻した位置というのは、本人の随意筋による後方限界の位置ということですね。

そういうことです！　機能運動路の始点と終点はTHP、つまりターミナル・ヒンジ・ポジションではなくて患者さん自身の筋による最後方限界位、ここが一般的にRPとされる位置なのです。リファレンス・ポジションを日本語で「基準位」と訳しているのでTHPもRPということになり、なかなか理解しにくいので、THPを最初に求めたら、先ほどの患者さん自身の最後方位をRPと頭にインプットする。PRPは生理的な顆頭位でい

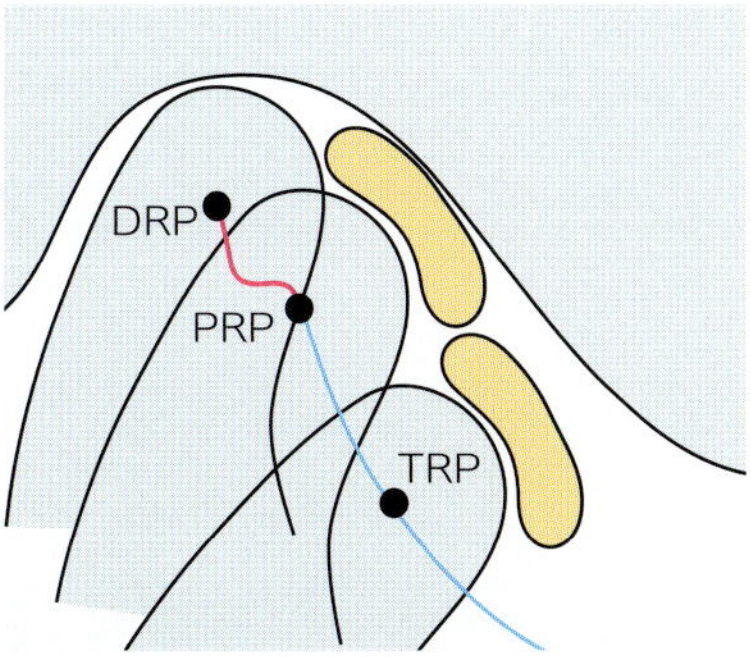

図7-4　リファレンス・ポジションの位置関係。正常な顎関節の場合、基準位として用いられるRPはPRPよりもやや後上方に位置する。

わゆるセントリックと思っていいですね。それからＴＲＰは治療のための下顎位と覚えておくほうが理解しやすいでしょう。最後にＤＲＰはオン・ザ・ディスクになっていない下顎最後退位です。ちなみに咬頭嵌合位のことはＩＣＰ、インター・カスパル・ポジション（Intercuspal Position）と呼ぶことも覚えておいてください。田中先生、これで顆頭の位置関係は整理できましたか？

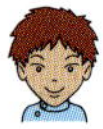

先ほどの患者さんは始点と終点が違ってましたよね。

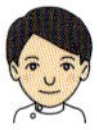

ほう、田中先生、よく見てましたね！　顆頭がオン・ザ・ディスクの場合のＲＰでは、たいがい両者は一致するけれど、顆頭がオン・ザ・ディスクの状態にない場合のＲＰイコールＤＲＰということで、始点と終点の２つのポイントにズレが生じるから、これだけでも下顎位に問題があるかどうかの判断ができますね。田中先生の患者さんの問題はそのあたりにありそうですね。

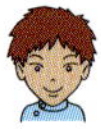

森先生は、もうわかっているんですか？　早く教えてくださいよ～。

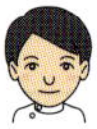

それは、午後の診療のなかで、おいおい説明していきましょう。

◆**オン・ザ・ディスク**
顎関節窩内における下顎頭と関節円板の正常な位置関係で、下顎頭に関節円板が乗っている状態のこと。

第3部

セファロ分析に基づく診断

8 意外に簡単セファロ分析

1) セファロに挑戦

さて、そろそろ時間です。クリニックに戻りましょう。午後からはセファロ・トレースと分析が待ってますよ（図8-1）。

森先生、ボクは大学出てからセファロ・トレースも分析もやったことがないんですけど・・・。

大丈夫、最初は皆素人ですよ。たいていの先生方は忘れてますけど、矯正だけでなく補綴にも重要なデータがセファロにはたくさん含まれているので、この機会に勉強するように院長が取り計らってくれたのだと思いますよ。それだけ田中先生に期待している証ですから頑張りましょう。

ウ〜ン、そうだったのか。院長の期待に応えねばなりませんね。給料も上がるかなー。

ハハハ、そうなるといいですね。それより、あまり時間がないから直ぐに始めましょう。

何をすればいいんですか？

大型のシャーカステンがそこにありますから、田中先生は現像したセファロ・フィルムをもらってきてください。その間に私がトレーシング・ペーパーや筆記用具を準備しておきます。そうだな、説明のためには頭蓋の

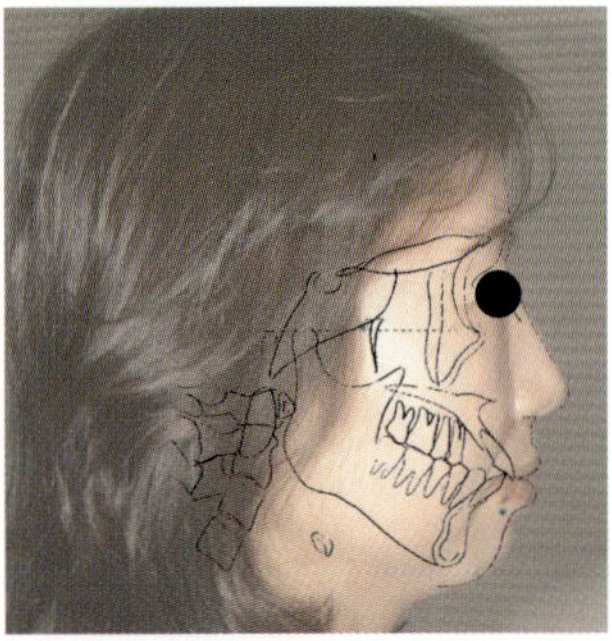

図8-1　セファロ分析トレース。

シェーデルもあったほうが良いですね。

セファロの到着でーす。

それじゃあ田中先生、それにこのトレーシング・ペーパーの位置を合わせて、上のほうをテープで止めてください。ペーパーの位置がズレない程度で良いですよ。

こんなもんでどうでしょう?

オーケー! それでは始めましょう。

2) セファロ・トレースを始める

今回は田中先生のために説明しながらゆっくりやっていきますから、どこのポイントをとっているのかよく見ていてください。

ハイ、でもたいへんそうだな〜。

トレースはどこから始めてもオーケーですが、画像の判断がつきにくいポイントからラインを引いていくほうが、フィルムが読みやすくなります。骨が重なっている部位はホラ、白っぽくなって骨の形態が読みにくいでしょう。こ

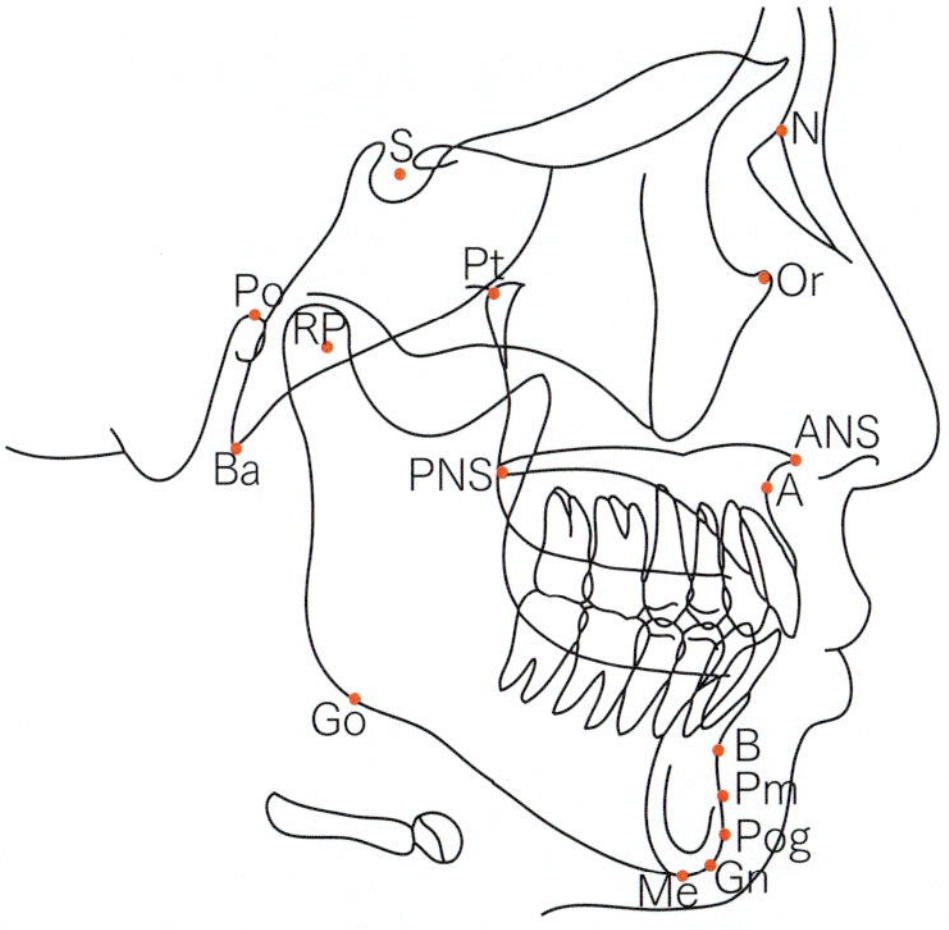

図8-2　トレース像と計測ポイント。

のなかでポイントを外さないようにトレースするには解剖の知識が必要になりますね（図８－２）。だから最初は解剖の本と模型をそばに置いて、確認しながら行うことです。

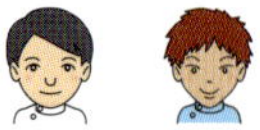

ゲッ！　この段階で引いてしまいます〜。

私の場合、セラ（Ｓ）からバジオン（Ｂａ）、ナジオン（Ｎ）、オルビターレ（Ｏｒ）の順にトレースして、ポリオン（Ｐｏ）へと進む。これで上顎骨を省いた頭蓋の主なポイントは完了（図８－３）。つぎに上顎中切歯をトレースしますけど、切縁と根尖の位置は大事だから丁寧にトレースすることです。矯正医はテンプレートを使うことが多いけれど、補綴やインプラントや義歯の設計にかかわる一般歯科では歯のサイズや歯冠と歯根比率が重要になることが多いから、できるだけ忠実にトレースしたほうが良いと思います。

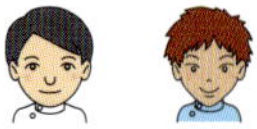

ハァ・・・。

ここまでできたら中切歯の唇側歯頸部から前鼻棘（ＡＮＳ）と後鼻棘（ＰＮＳ）を結んで口蓋を通り、中切歯の舌側歯頸部までを描きます。前鼻棘（ＡＮＳ）は上顎骨の最前縁で、後鼻棘（ＰＮＳ）は最後縁になります（図８－４）。ここから上に向かって薄い皮質骨の層が見えますけど、ちょうど上顎洞の後壁にあたります。

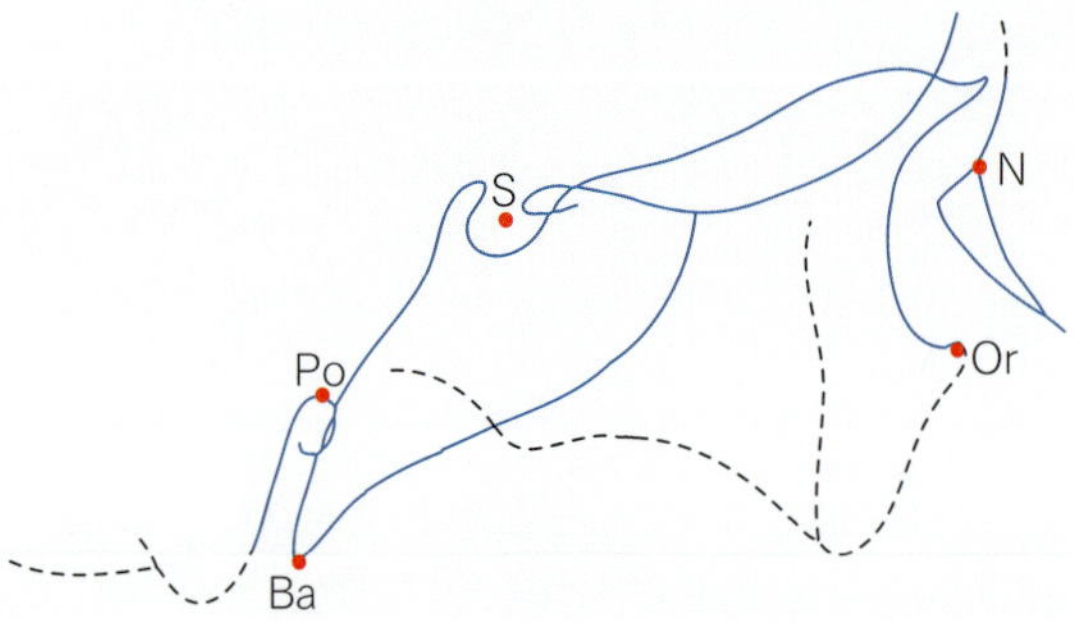

図8-3　セラ、バジオン、ナジオンおよびオルビターレのトレース。

フムフム・・・。

このラインからV字形に翼状突起の内側板を追いかけていくと蝶形骨と交わるでしょう。このあたりに正円孔が顔を出してくるんだけど、セファロを左右に横切る方向に開口しているので、レントゲン上で読むことは難しいのです。だから、今描いた翼口蓋窩にあたる部分と蝶形骨の交点をPtポイントと呼ぶのですが、Ptポイントは骨格の診断や成長発育の予測をするのに重要な位置だからしっかり作図できるようになること。

エーッ！

3) セラから始めよう

いや。あの森先生、ちょっと、チョット、ついて行けないですよ。僕はシロウトなんですから！

そうでしたね。まずここまでのトレースを田中先生にもやってもらいましょう。見ているだけでは絶対にできるようにならないですから。

まずセラからですね、セラってトルコ鞍って習いましたけどね。学生時代。

そうですね。Sella torcicaが正式名称でその窪みの中心点をS、通称セラと省略して呼んでいますね（図8-5）。

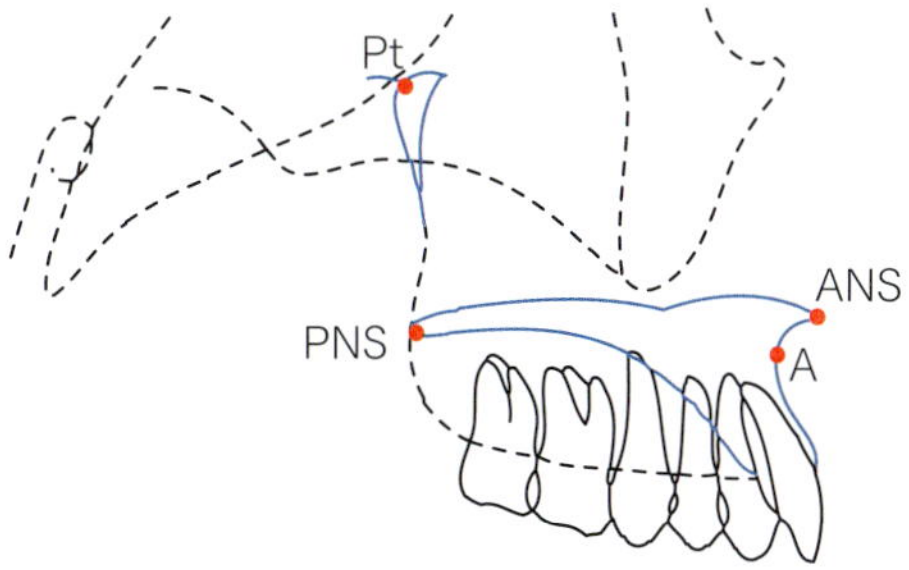

図8-4　ANS、PNS、Ptのトレース。

ここから下方にトレースといっても、よく読めないですね。森先生は本当に見えてるんですか？

解剖を学べば見えないものも見えてくる！　途中はわかりにくくてもベジオンは大後頭孔の前下縁、ちょうど第一頚椎が向かってくる方向にあるから判別できるでしょう（図8-6）。

ここですね。舌がベロ〜って出てる感じですね。

なるほどね！　田中先生は時々面白い見方をしますね。ベジオンを描いたら今度はセラの前方をトレースしてみましょう。

ここは1本のラインで見やすいですね。

そこの部分はそのまま額の裏側のところまでラインを引いてください。今描いたところが前頭骨です。

つぎがナジオンですね。ここもわかりづらいですね〜。

ナジオンは鼻骨と前頭骨の境界部分ですが、よく見えないことがあるので先ほど、前頭骨から額の途中までラインを引いてもらったわけなんです。今度は額の外側のラインを鼻骨に向かってトレースしてみてください（図8-7）。

こうですか？

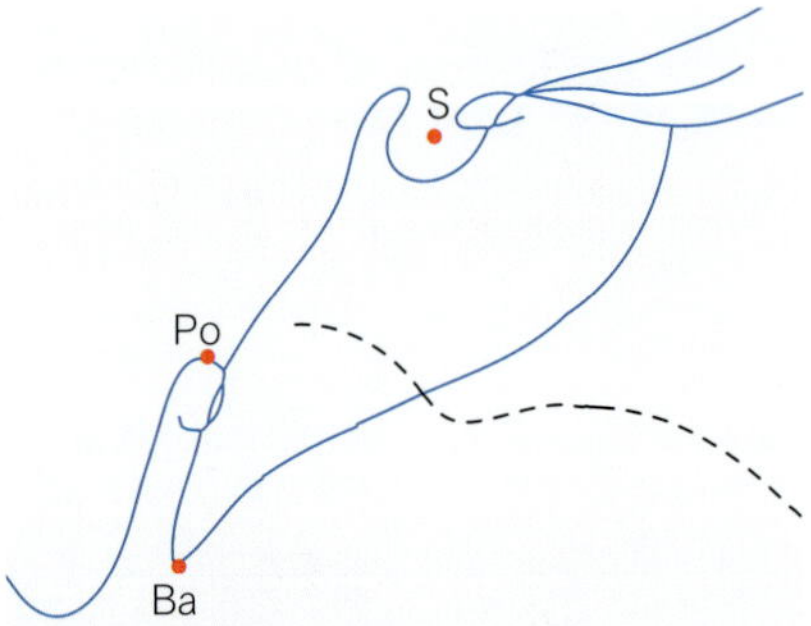

図8-5　Sela torcicaのトレース。

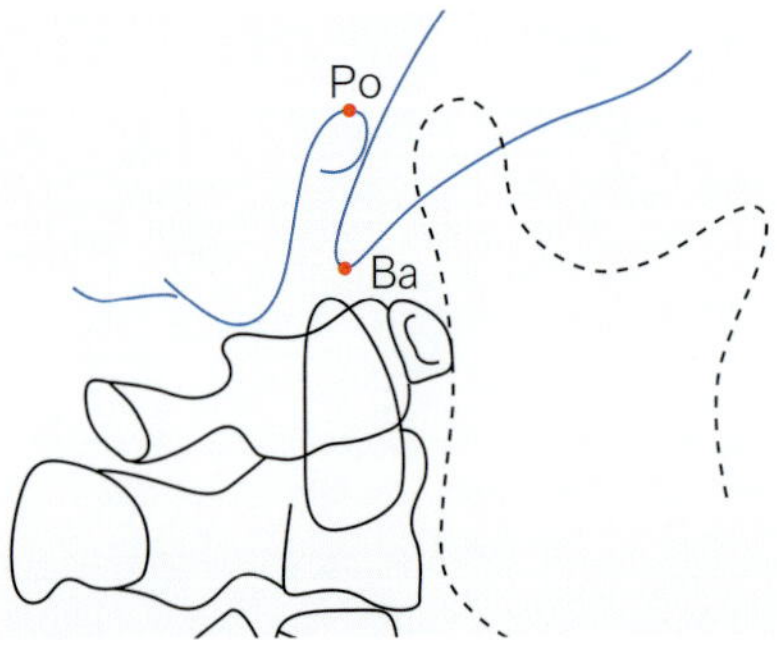

図8-6　ベジオンとポリオンのトレース。

ホラ、額の骨の厚さはほとんど一定でしょ！　この骨幅のまま鼻骨と交わるところまでラインを描くとナジオンのポイントが現れるというわけです。

すっごい！　先生は千里眼かと思ったけど天才ですね！

冗談を言ってないで、つぎはオルビターレとポリオンですよ。

なんとか田中君も上顎骨のトレースまで終えたようです。

4) 下顎のトレースのポイント

よーし、こんどは下顎のトレースですね。

そうです。つぎは下顎骨と頚椎、舌骨をトレースしていきますよ。まず下顎頭から下顎枝後縁をなぞって下顎下縁偶角、ゴニアル・ノッチまでを描きますよ（図8－8）。続いて下顎頭の前縁部から下顎切痕を通り、筋突起までトレースします。そこから下顎枝前縁を下って、最後臼歯付近まで外斜線を描きましょう（図8－9）。もうひとつ大切な場所が下顎下縁から頤隆起にかけてのラインです。下顎下縁と頤隆起から下顎結合部の最下縁にかけての湾曲との交点がメントン（Ｍｅ）で、頤隆起の最前方部でナジオンから下ろした直線と交わる点がポゴニオン（Ｐｏｇ）。この表現

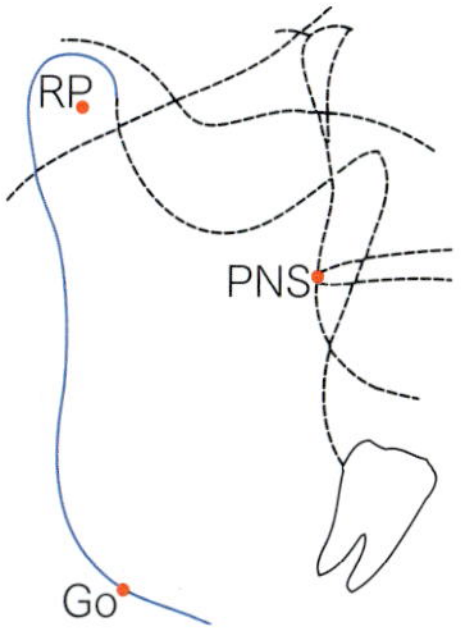

図8-8　ゴニアル・ノッチまでのトレース。

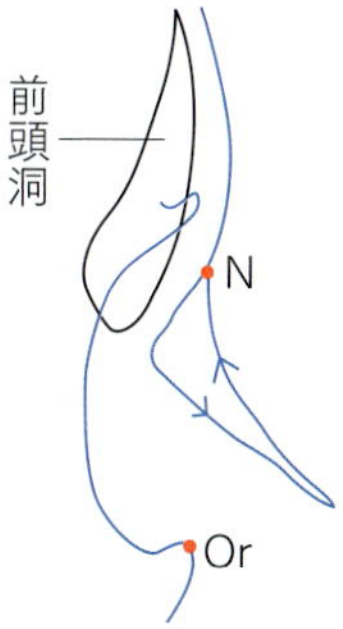

図8-7　ナジオンとオルビターレのトレース。

は正確ではないですけれど、下顎結合の前縁とフェイシャル・プレーンとの交点というよりは、今の段階ではイメージがつかみやすいでしょう（図8－10）。

思い出しました。メントンとポゴニオン・・・、あとB点がありましたよね。

ほほう、そのB点は下顎中切歯の歯頸部インフラ・デンターレ（Id）から今言ったポゴニオンまでの一番ウエスト・ラインが窪んでいる点、正確に言うと下顎中切歯（L1）の歯槽縁と下顎結合部の前縁を正中矢状断面上で結んだときの最深点ですけれども、今はポイントをイメージできる言葉で覚えておけば良いでしょう。

5）Pmポイントの存在意味

このB点とポゴニオンの間に重要なPmポイントが存在するんですね（図8－11）。ところがこの点が明確ではないので、初心者にはとりにくいポイントなんですね。

1本湾曲したラインがあるだけですもんね。

そう、ちょうどこのカーブの凹から凸への変曲点になるのですが、湾曲が明確でないケースもありますからね。

なんでそんなわかりにくい点を使う必要があるんですか？

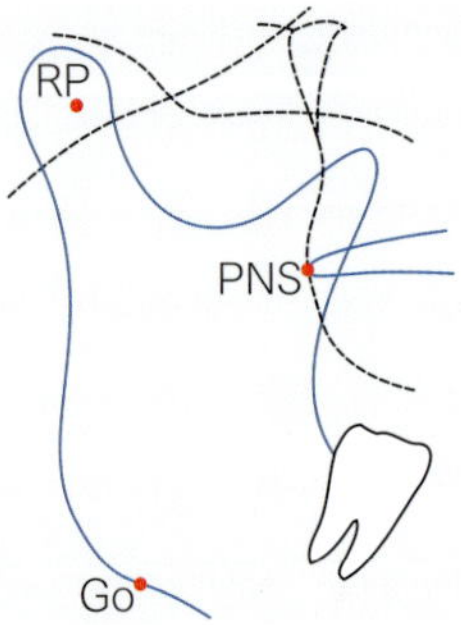

図8-9　最後臼歯付近までのトレース。

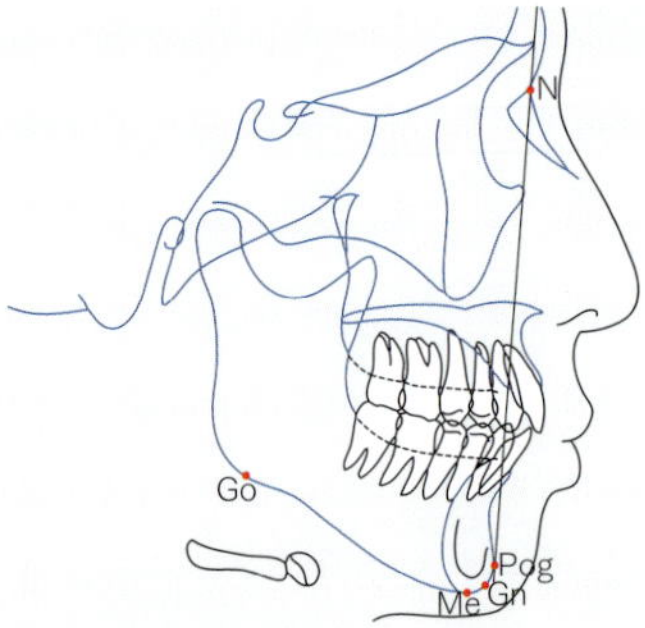

図8-10　頤隆起までのトレース。

ウン、良い質問ですね。このポイントは成長発育期間中でも比較的変化の少ないポイントなんです。セラやナジオン、ポゴニオン、ベジオン、ポリオンなどもそうだけど、基準となる点がしょっちゅう動いたのでは評価の対象にはなりませんよね。だからセファロ分析に用いるポイントは、骨格の基準として評価できる位置が選定されているのです。

分析もたいへんなんだろうな～。

田中先生は矯正の専門医を目指すわけではないのですから、骨格の見方と咬合治療に必要な最低限の分析法だけ覚えておけば良いと思いますよ。院長もそのあたりを期待して今日の時間を取ってくれたのだと思いますけど。

院長は、やることがいつもニクイな～。

この後は下顎の歯をトレースする作業が残っていますが、できるだけ全部の歯を描くようにしておくこと。咬合平面はかなり個体差があるから、後で分析するときのキー・ポイントになりますからね。続いて舌骨、ここは解剖図を見るのとレントゲンに写っている形とではずいぶん違うでしょう。この立体を頭にイメージして写っている部分を描くこと。最後に頸椎を第四頸椎までトレースして・・・。これでトレースの終了。

ヒエーッ！　もう一度ボクがこれをやるのですか？

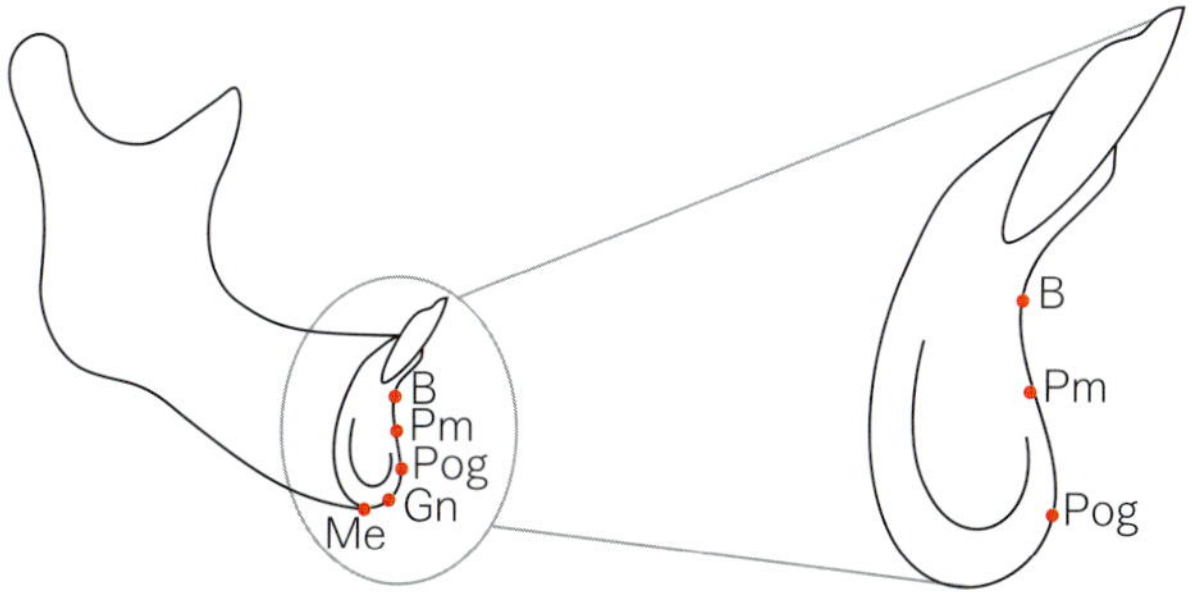

図8-11　Pmポイント。

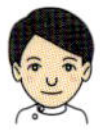
そう！　院長に感謝しながらやってください。

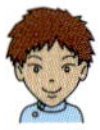
院長先生、ありがとうございます。

なんとか田中君のセファロ・トレースが終わったようです。セファロには側貌セファロと正面からのセファロがありますが、骨格に関する情報量としては圧倒的に今回の側貌セファロのほうが多いので、通常の補綴や咬合治療であれば、これだけで十分でしょう。

ただし、顎変形症や左右方向の偏位が大きい場合には正面セファロがあったほうが良いことは間違いありません（図8-12）。

ここからはセファロの分析に入っていきますが、一体セファロでは何を見るのでしょうか。

一口にセファロ分析と言っても、たくさんの分析法があるので、初心者はどの分析法を学べば良いか迷うところです。そのあたりを森先生が田中君にどんなティーチングをするのか見ていきましょう。

数値の羅列では田中君がセファロ・コンプレックスに陥りかねませんので、森先生の手腕が試されますね。

また今回、森先生はセラからトレースをスタートさせていましたが、フィルムの現像の状態や撮影条件によっては明瞭に見えない輪郭も出てくることがあります。そんなときは見えにくい場所からスタートしましょう。

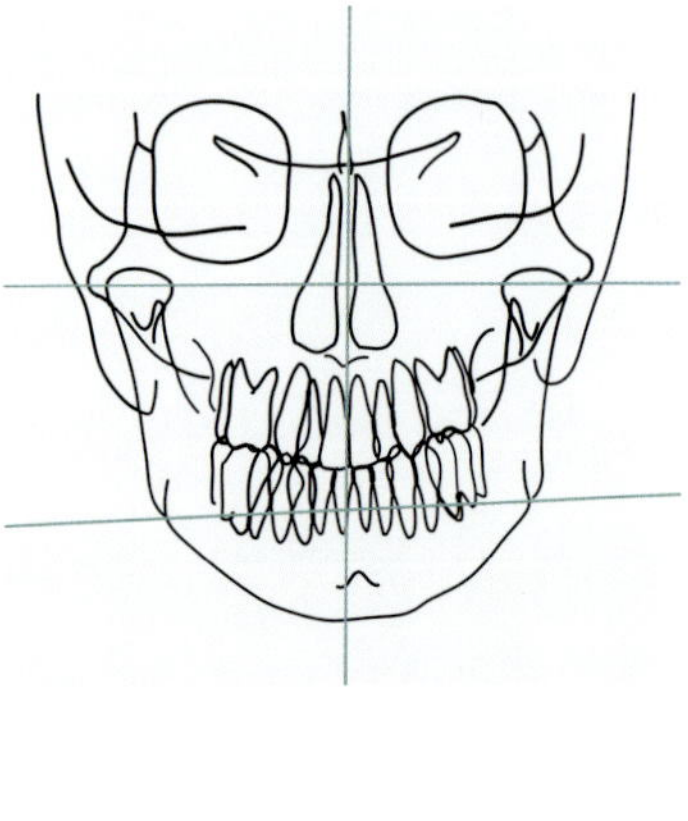

図8-12　正面セファロ図では左右の対称性や顎偏位、左右の上下差などを評価できる。

シャーカステンを使っていると、シャーカステンはフィルムよりも面積が広い分、フィルム以外の場所がもっとも明るいため、眼を疲労させるだけでなく、軟組織などが判別しづらくなります。

このようなときは黒い厚手のペーパーを用意しておき、トレースする部分だけをシャーカステンの光がフィルムを透過するようにしておくと便利です。

トレース時には三角定規は大きめのものを2つ、また分度器、消しゴム、初心者は解剖学の本も忘れずに用意しておきましょう。

レントゲンもデジタル化が進み、コンピュータに直接計測ポイントを入力できるものもありますが、最初は自分でトレースすることをお勧めします。

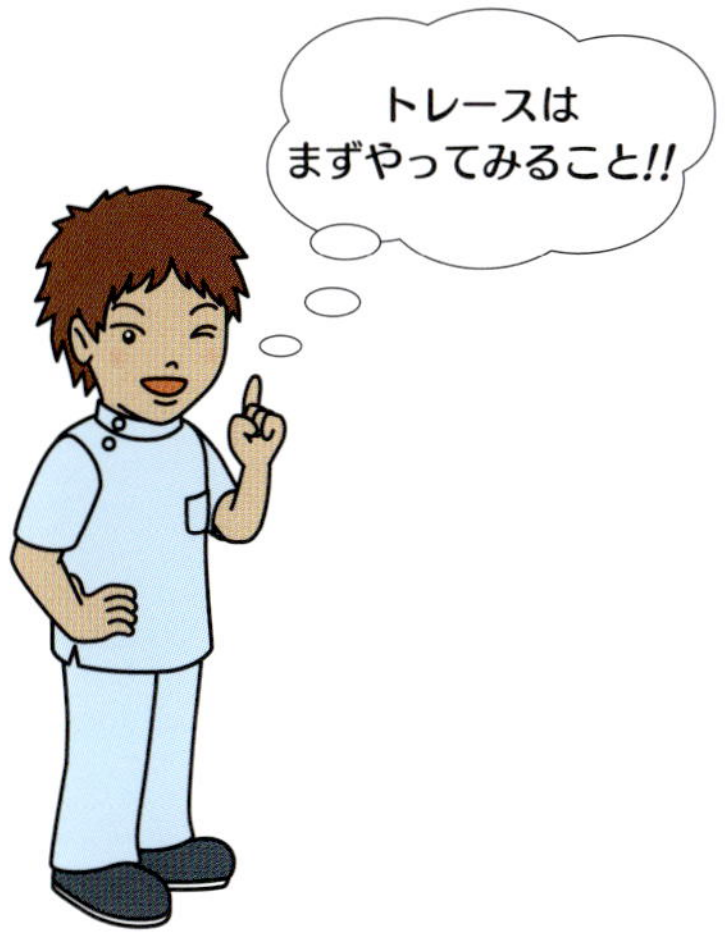

9　水平基準平面と座位の求め方

1）コンピュータは万能ではない

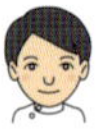
さて、一服したらセファロの見方を覚えましょうか。

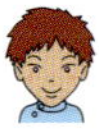
森先生、最近のコンピュータってセファロのポイントを入力すれば結果が全部出てくるんでしょ？　僕が覚えなくても・・・。

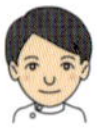
コンピュータは確かにデータを数値化して表してくれますけど、せいぜいその値が標準値に対してどんな位置にあるかを教えてくれる程度と思ったほうがいいですね。

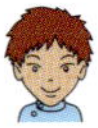
なーんだ、それだけですか。

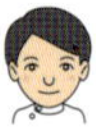
でも、ほかにもコンピュータならではの素晴らしいところはたくさんありますよ。たとえば、ボタンひとつで、すべてのタイプの分析データを呼び出してくれるけど、これを暗記しておこうと思っても無理ですよね。治療前後の重ね合わせやVTOといって成長予測などもコンピュータの得意とする分野で、先生の仕事量を軽減してくれるものですよ。コンピュータが出現するまでは三角定規、分度器、消しゴム、エンピツ、計算機といったものがトレーシング・ペーパーの上にそろっていなくては計測できなかったけれど、今はデジタイズやスキャニングするだけで必要な項目はすべて

◆顎機能診断・模型分析の結果からシミュレーションできる事項

①矢状顆路角
②治療目標顎位
③咬合高径
④咬合平面の傾斜度
⑤歯軸の傾斜度
⑥咬合様式
⑦AOD（アングル・オブ・ディスクルージョン）
⑧アンテリア・ガイダンスに参加する歯とそれぞれの誘導路角

出てくる。問題はそれをどう判断するかですが、これがドクターの力量になるわけです。

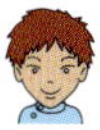
ボクにはまだ、そんな力量はありませんけど・・・。

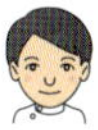
それをこれから磨いていくわけですよ。

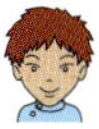
これからですか・・・。

2) セファロで何がわかるの？

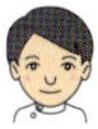
ところで、田中先生のところに新しい患者さんが来たとします。そうですね、年齢は60歳ぐらいにしましょうか。性別はどちらでもいいけれど、女性ということにして、上顎の奥歯がなくてよく噛めないし、前歯も少し出てきたみたいで見た目も治したい。お金はあるし、治療に時間がかかっても大丈夫だという患者さんです。全身状態はとくに問題はありません。先生が理想とする治療をしたい場合に、この患者さんについて、どのような情報が必要ですか？

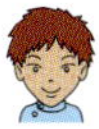
お金も時間もあるなら、インプラントを入れてもオーケーですよね。

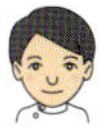
インプラントでもデンチャーでも先生が好きなように治療計画を立てることができます。

◆VTO（Visual Treatment Objective）

VTOとは科学的根拠に基づいた予測をもって得られる「目で見える治療目標」のことである。

Rickettsによれば VTOにおいてはつぎの項目を評価する。

①顎顔面頭蓋の形態分析とその機能的な評価
②成長予測への応用
③治療経過のチェック
④治療結果の評価と検討

そしたらCTの画像がほしいな。

ほう？　いきなりCTですか？

いや、違うな。口腔内を診て、歯列模型を採って、フェイス・ボウ・トランスファーをして、それから、もちろん咬合状態を診るためのバイトも必要ですよね。

それだけでいいですか？

そうか！　顎の状態を診断しておかなくちゃいけないから、CADIAXデータも必要ですね。

そうですね。臼歯部が欠損している場合、顎位が後方に下がっていることは大いに考えられるし、前歯が前突してきたことを考えると低位咬合になっている可能性も考慮する必要がありそうですね。そうすると、この患者さんの奥歯が全部そろっていた頃の咬み合わせは、どんなものだったんだろうと考えたくなりませんか？

そうか！　若い頃の写真を持って来てもらえばいいんですね。

それも良い方法ですけど、写真がない場合はどうしますか？

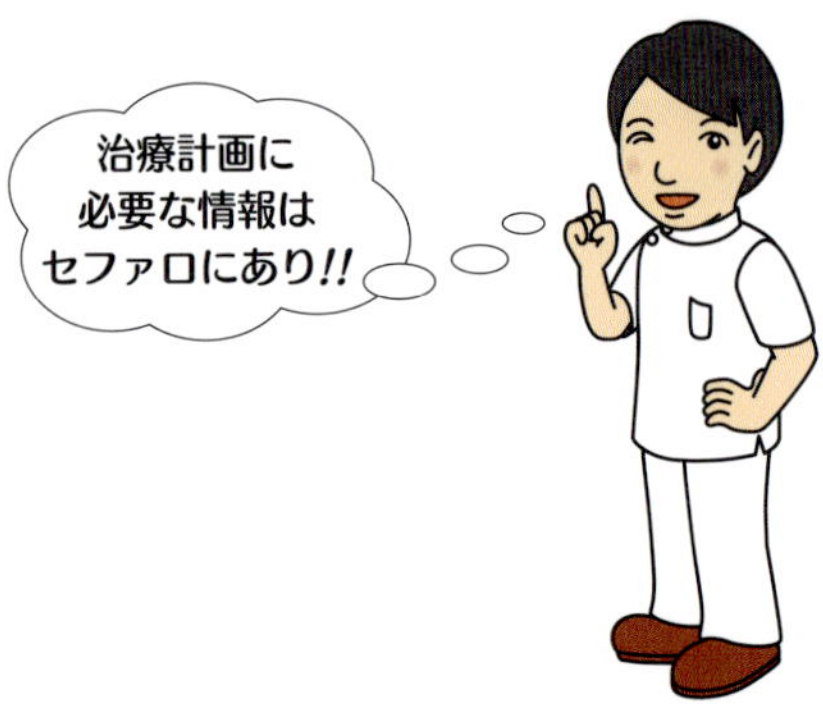

なんか森先生にハメられてる気がするな。「セファロに答えが隠されているんだよ」なんて言うんでしょう、きっと。

ハハハ、そのとおり！　田中先生は良いカンしてますね。

3) 水平基準平面で上下関係を見よう

でも、セファロのどこに答えが隠されているんですか？　早く教えてください よ！

そうですね。じゃあ簡単なセファロの見方からいきますよ。ところで田中先生は、日本人としたら正常なI級咬合を持つ標準的な顔立ちですよね。

つまり平均的ってことッスね。

平均以上だけど、まァそういうことにしておいてもらうとして、日本人でも出っ歯の人とシャクレ顔っていうかな、三日月さんみたいな人がいますよね。先生タイプを標準のI級とすると、出っ歯はII級、三日月はIII級というように骨格も咬み合わせと同じように3つのパターンに分類できるんです。さらに顔がどちらかといえば、四角で上下に短い人と、お公家さんのように長い人がいるでしょ。標準型がメジオ・フェイシャルで短い顔はブレーキー・フェイシャル、反対に長い顔はドリコ・フェイシャルというようにタイプ分けできますよね（図9-1）。

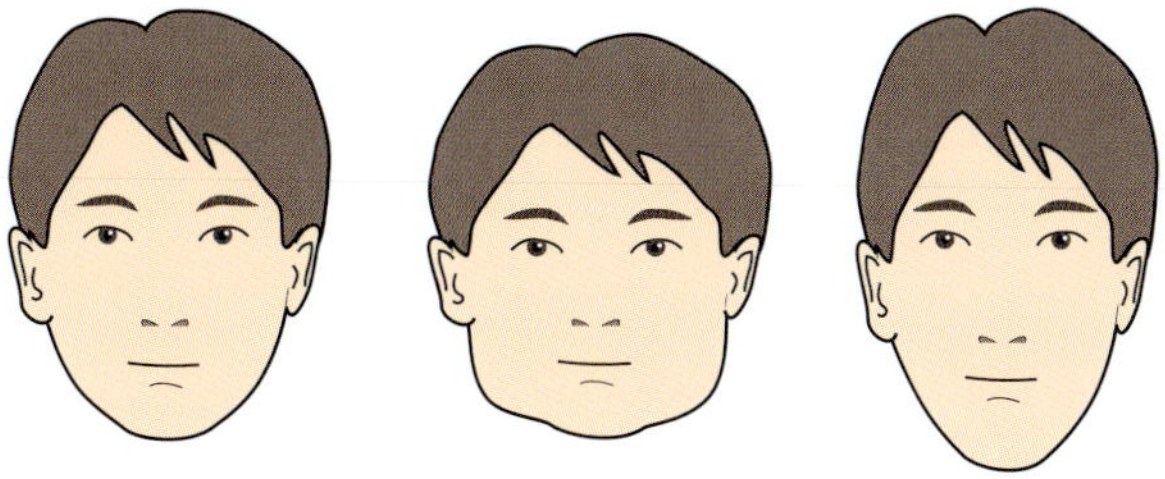

図9-1　左からメジオ・フェイシャル、ブレーキー・フェイシャル、ドリコ・フェイシャル。

それはわかりますけど、それをどうやって分けるのですか？

そのための基準線が重要になるわけで、先ほど、先生にマークしてもらったポイントのなかに秘密が隠れているんですよ。たとえば、顔の長さを見るときは、頭のどこかに水平ラインを設定して、それを基準線として見たほうがわかりやすいし、前後の出具合は縦の線を基準に見ればその程度を判断しやすいですね。

ありましたね。SM平面とか、フランクフルト・ソーセージに鼻聴道線みたいな。

いや、田中先生、SMは関係ありませんよ。それにフランクフルトにはソーセージは要らないし、鼻聴道線は皮膚面上を使った主に義歯のために用いられる平面のことですよ。

スイマセン！

4) AOP（アキシス・オルビタール・プレーン）で評価

基準となる主な水平面は上から順にセラとナジオンを結んだSN平面、つぎが重要なフランクフルト平面ですけど、これは眼窩点（Or）とポリオン（Po）を結んだ線ですね。そして前鼻棘（ANS）と後鼻棘（PNS）を結んだのが、パラタル・プレーンで、この3つが上頭蓋部の水平ラインというわけです。しかし、この基準平面だと下顎の基準位が入っていない

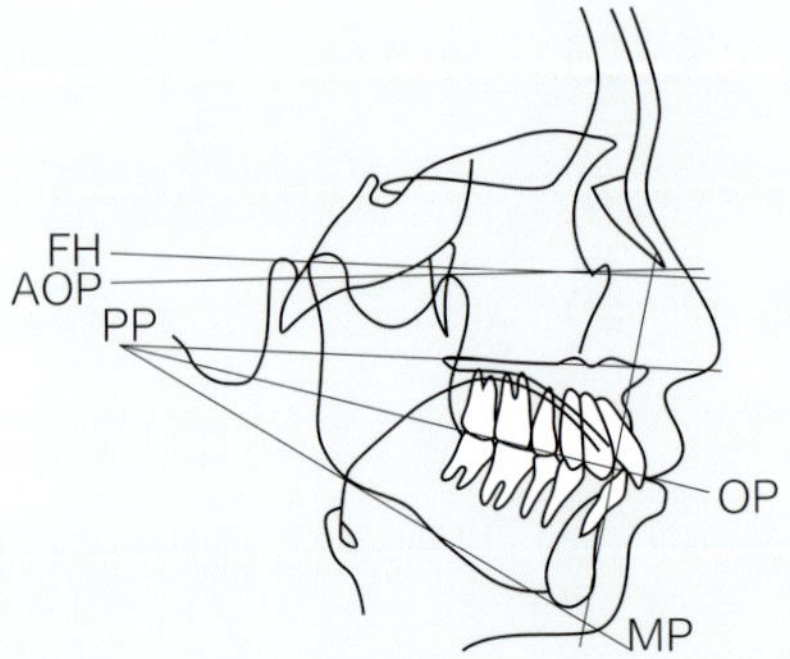

図9-2　顔の長さは水平基準平面で計測する。

のでセファロ情報を咬合器や計測した顎運動のラインを重ね合わせて評価できませんね。そこでターミナル・ヒンジ・ポジションに鉛版を貼り付けて撮影した意味がここに出てくるのです。つまり鉛でマークされた位置RP（リファレンス・ポジション）とOr（オルビタール）を結んだ線をAOP（アキシス・オルビタール・プレーン）として4つ目の基準平面とすることで、CADIAXによる機能診断と咬合器上での咬合分析結果をセファロ・データとリンクさせることができるようになるから、問題を立体的に捉えることができるのです。だから、もしも顔面高を知ろうと思えば、下顎の下縁平面MP（マンディブラー・プレーン）を引き、さっき説明した4つの線のいずれかとの角度を測れば簡単に知ることができるわけです（図9-2）し、セファロ上に下顎の運動路を組み込んでおけば、下顎位を変更する必要がある場合でも、その運動路上に正確に位置づけたり、シミュレーションすることが咬合器がなくてもできるようになったんです。

そこのところをもう少し詳しくお願いします。

5）前突度を知るKeyは縦の線

上下顎の前突度を知る一番簡単な方法は、N（ナジオン）とPog（ポゴニオン）を結ぶラインをフェイシャル・プレーンと呼ぶのですが、このラインとFH（フランクフルト平面）との角度を見るといいですね（図9-3）。だけど、かりに三日月型顔貌のいわゆる下顎前突、III級骨格だった

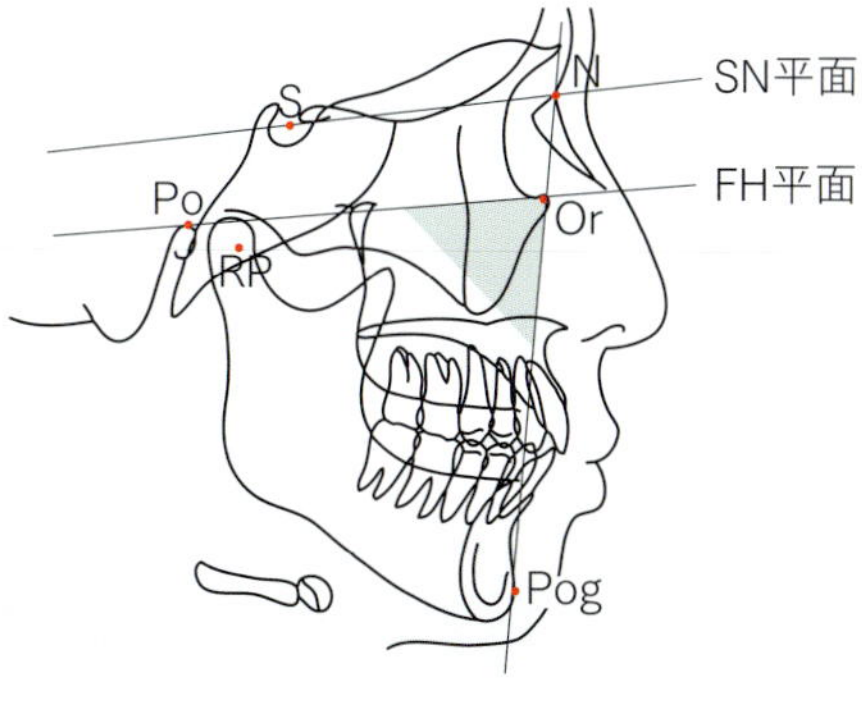

図9-3　N-Pogを結んだ線がフェイシャル・プレーン。FH平面とのなす角度を見ることで下顎の前突度がわかる。

としても、下顎が過成長したIII級骨格の場合と、下顎骨の成長は標準的なのに上顎骨が劣成長のためにIII級状態を呈しているのでは治療法がまったく変わってきますよね。だから上顎骨と下顎骨の成長評価をそれぞれ個別にする必要が出てくるわけです。そこでS―N―AとS―N―Bの角度をそれぞれ計測すれば、SN平面を基準とした上下顎の前突度を知ることができるでしょう。同様に上顎前突のケースでも上顎が過成長したII級、いわゆる本来の出っ歯と、上顎の成長は正常の標準偏差値に収まっているのに、下顎が劣成長のために前突しているように見えるケースに分けることができるわけです。その判断をするためには、正常値を知っておかないと誤った治療法を選びかねないですけど、コンピュータだと計測値が正常値に対してプラスかマイナスか、どれだけ標準偏差値から離れているかを瞬時に示してくれるので、先生が暗記しておかなくても大丈夫ですよ。骨格を評価する方法はたくさんあるけれど、最初は代表的なものだけを覚えていって、データに納得できないときなどに検算するつもりでほかの計測点を使った評価をしていけば、こうした数値は自然に身についていきますよ。

6) ロアー・フェイシャル・ハイトって何だ?

なるほど! 水平基準面がSN平面とFH平面、パラタル・プレーンにアキシス・オルビタール・プレーンの4つ、それと下顎のマンディブラー・プレーンの5つですね(図9-4)。そこに縦に交わる線としてフェイシャル・プレーンと、ナジオンからA点とB点それぞれに引いたラインの3本

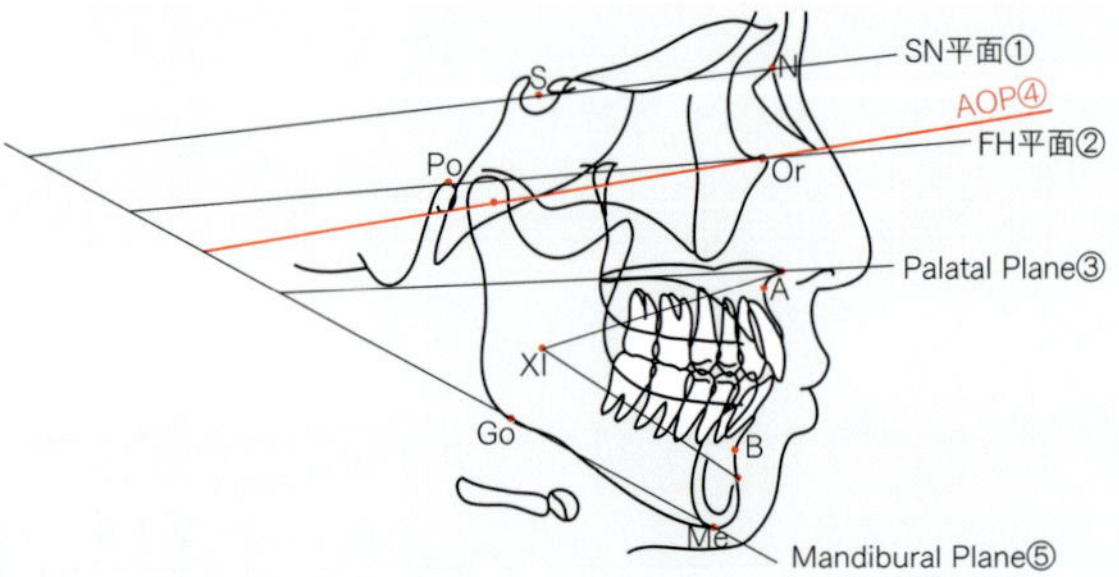

図9-4 5つの水平基準面を理解する。さらにA点、B点を結べば上下顎の前後的な関係が見える。

を覚えとけばいいんですね。

それだけで最低限の骨格の特徴を知ることができますね。でも、これだけでは治療計画は立てられません。上顎の中切歯の歯軸（U1）と下顎の中切歯の歯軸（L1）がわからないと、オーバー・ジェットやオーバー・バイトの程度を知ることができないし、咬合平面の角度が計測できていないとディスクルージョンの量が適切かどうか判断できませんよ。もうひとつ、ロアー・フェイシャル・ハイトを計測したデータはほしいですね。

何ですか？　ロアー・フェイシャル・ハイトっていうのは？

7）座位（XIポイント）の意味

ロアー・フェイシャル・ハイトというのは下顔面高を角度で表すのだけれど、そのためにはセファロ上で座位を求める必要があります。ロアー・フェイシャル・ハイトは前鼻棘（ANS）と座位（XIポイント）、それにPmポイントを結ぶ角度を見るんですけれども、重要なのは、この角度が平均的な日本人のI級骨格の場合、49度プラスマイナス4度で成長変化の影響を受けることなく一定不変とされているところですね（図9－5）。つまり、いま問題にしている60歳になる患者さんの臼歯部に欠損があって、咬合高径が低くなっているのではないかと推察しているわけだけれど、そんなとき、もしもこの患者さんが典型的なI級骨格だとしたら、ロアー・フェイシャル・ハイトは大いに参考になるよと、そういうことなんです。

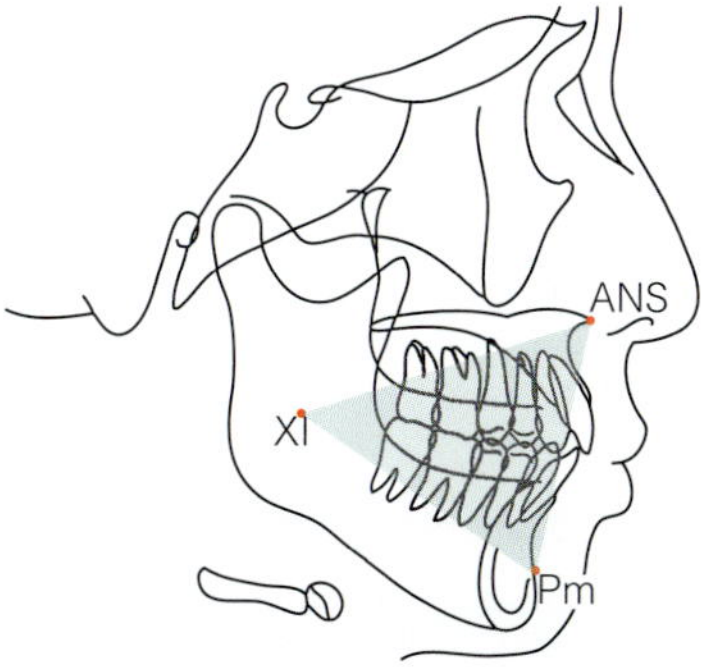

図9-5　ロアー・フェイシャル・ハイト（LFH）は咬合改善の重要な指標のひとつである。LFHを求めるためには座位（XIポイント）が必要となる。

ちなみにPmポイントはB点とポゴニオン（Pog）間の凹から凸への変曲点で、下顎のトレースをするときに成長変化の少ないポイントとして説明しましたよね。今後も使うことが多いでしょうから、ついでに座位の求め方も覚えておいてもらいましょうね。

8) 座位（XIポイント）の求め方

結局、森先生はそうやって僕を深みに陥れていくんですね。

そんなに恨めしそうな目で見ないでください。必ず田中先生の財産になりますから。

そういわれてもな～。僕の頭のキャパはギリギリ、1日分の限界を超えようとしてますよ～。

田中先生の潜在能力はこんなもんじゃないですって！　半日先生を見てればわかりますよ。

森先生って調教師みたいですね。弱いんだよな～。褒められると。

じゃあ、座位（XIポイント）の求め方にいきますよ。まず、座位（XIポイント）の場所はどこかというと、下顎枝の中央を表す点なのです。位置的には下歯槽管の入り口（下顎孔）付近と思ってもらえばいいですね。この位置を求めるにはFH平面を平行移動させて、下顎切痕の最下点に合わせたところで水平線を引きます（図9-6）。ここまでは簡単ですよね。

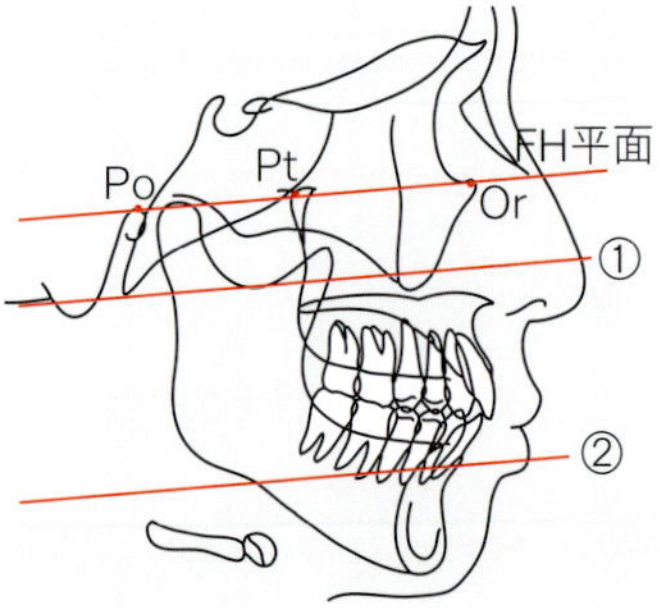

図9-6　座位（XIポイント）の求め方。FH平面と平行な線を下顎切痕の最下点とゴニアル・ノッチ合わせて引く。①と②。

つぎにＦＨ平面と直角に交わるように、下顎枝前縁と後縁のそれぞれに接する垂線を降ろしますよ。それから、最初に水平線と交わった下顎切痕の位置に定規を当てがって、下顎切痕の真下で下顎下縁と交わる点をマークします。最後にＦＨ平面をそのまま下方に平行移動して、先ほどの交点を通る水平線を引きます。これで下顎枝にＢＯＸが描けたでしょう。この四隅の右上の角から左下の角までと、左上の角から右下の角を結ぶ線を引くと、どうかな？　先ほど描いたＢＯＸのなかに斜線が２本が描かれたでしょう。この中央の交点がＸＩポイント、座位というわけです（図９－７）。簡単でしょ！

わかりましたけど、これで何を見るんでしたっけ？

やっぱり、田中先生も限界みたいだからこの辺で一服しましょうか。

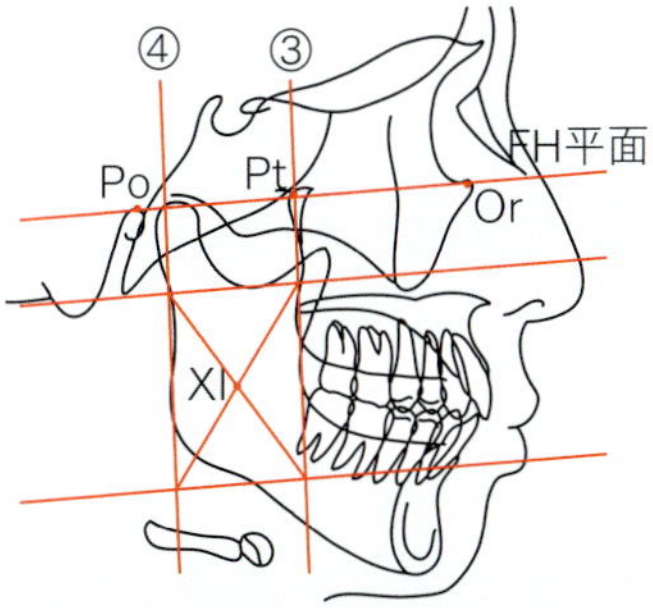

図9-7　FH平面と直角に交わるように、垂線を下顎枝前縁と後縁に合わせて引く。③と④。つぎに下顎枝に描かれたBOXの四隅を結ぶように線を引く。その線が交差したところが座位（XIポイント）である。

10 咬合平面の求め方と咬合治療

1) 咬合平面は面白いぞ

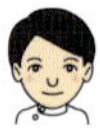

さて、田中先生、一服したところで今日の締めくくりに咬合平面を引いておきましょう。セファロ分析では頭蓋の４つの水平線と下顎下縁平面（マンディブラー・プレーン）で上下的な骨格形態を診断することはさっき説明しましたよね。これらの水平線は骨格上、経時的に比較的変化が少なく安定していると認識されているポイントを結んだラインなのに対して、オクルーザル・プレーン、つまり俗にいうところの咬合平面は生涯をとおして変化し続ける平面と覚えておくことです。

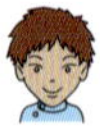

そんなに変化するものですか？

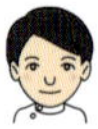

そうですね。たとえば、乳歯列の子供が20歳になれば永久歯列が完成しているわけだから、当然のことですが、歯冠長が長くなっているぶん変化しているはずです。もしも軟らかい食事ばかり続けた子供は、顎の成長、発育が不十分になるわけですから、歯並びが悪くなり、臼歯部ではスピー湾曲が強くなる傾向がありますから、咬合平面は急峻になることが考えられます。その人が咬合干渉やカリエスが原因で、40歳代のうちに下顎の臼歯を失ってしまい、10年間放置していたとするとどうなりますか？　おそらく対合歯が挺出しているでしょうから、咬合平面はかなり変化しているは

◆**スピー湾曲**

ドイツの解剖学者Speeにより発見された、下顎の切歯切端と犬歯尖頭と臼歯部歯列の頬側咬頭頂とを結び、これを矢状面に投影したときに現れる円弧のこと（写真はスラバチェック先生のご厚意による）。

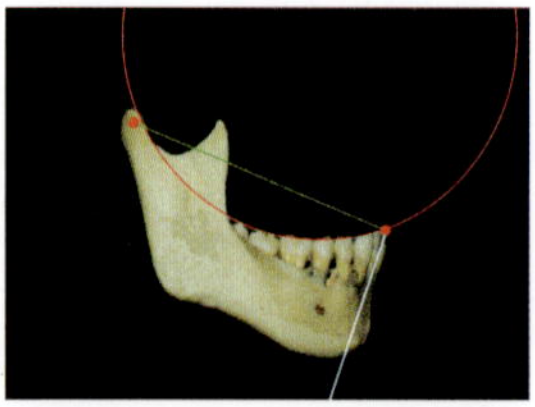

ずですし、無歯顎になれば咬合平面は存在しなくなってしまうでしょう。

森先生、すごいっすねー。言われてみれば、そのとおりですよね。面白いな！

2) 咬合平面を改善できるのは歯科医師だけ

でも、逆に咬合平面を変化させることもできます。それが他科にはできない歯科ならではの治療のひとつだと思いますよ。

そんなことないでしょう。美容整形でもバンバンやってると思いますけど・・・。

咬み合わせをダイナミックに変化させるような知識と技術を持っているのは歯科医師だけです。それもかなり咬合に精通した歯科医師でないと無理ですね。だから他科が歯科領域に踏み込むときには歯科医師とチームを組んでるはずですよ。

カッコ良いけど、ボクは無理そうだ。

そんなこと言うなんて田中先生らしくないですね。今から勉強すれば大丈夫ですよ。最初はみんな若葉マークですよ。

でも、咬合平面を変えられることに何の意味があるんですか？

それは良い質問ですね！　たとえば、先生が普段経験している総義歯を思い起こしてください。義歯の転覆とクリステンセン現象の関係を体験され

◆咬合平面

解剖学的には頭蓋に関係し、理論的には切歯の切縁と臼歯の咬頭頂に接する仮想面として一般に定義されている。

これは調節湾曲でもあるので、言葉本来の意味の平面ではないが、面の湾曲の平均を表している。咬合器上ではAOPと、矯正学的にはフランクフルト平面と関係づけられている[9]。

ているでしょう。クリステンセン現象というのは偏心運動をさせたときに、平らな上下顎の咬合堤の臼歯部に三角形の間隙が生じる現象のことだけど、前方に動かしたときに空隙ができる現象を矢状クリステンセン現象（図10-1）、側方に動かしたときの非作業側に空隙ができる現象を側方クリステンセン現象と呼ぶのです。この空隙は臼歯部にいくほど上下の間隙が大きくなるから、この現象が小さいほど義歯の安定が良くなると考えられているのですけど、田中先生ならどうやってクリステンセン現象の影響を小さくしますか？

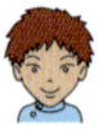

エ～ッ、ボクに振るんですか？　森先生は油断も隙もないなー。

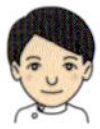

じゃあヒントをあげましょう。咬合器にマウントした咬合堤で考えるとわかると思いますよ。

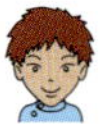

咬合器ですか？　咬合器にマウントした模型にロウ堤を製作中のやつが技工室にあったな。先生ちょっとタンマです。

田中君が技工室にマウント模型を借りに行ったようです。戻ってくるまでの間にクリステンセン現象のおさらいをしておきましょう。

ヒトの歯列は矢状面から見た場合にはスピー湾曲が、前頭面から見たときにはウイルソン・カーブが存在します。モンソンはこの理論を発展させてモンソンの球面説というのを唱えましたが、これは今から百年近く前（1920年）の幾何学的下顎運動理論のため現在ではあまり用いられることはないようです。しかし、下顎歯

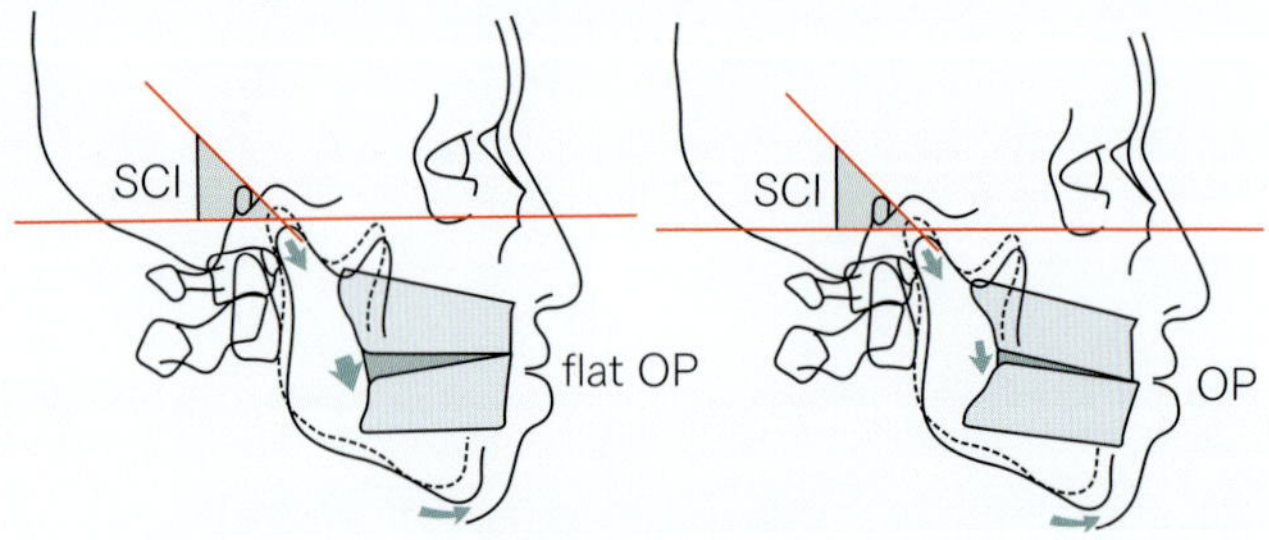

図10-1　咬合平面の傾斜角が臼歯離開量に影響を与える。

列に半径4インチ（約10センチ）の球面が乗っているというイメージは、平面上のスピー湾曲とウイルソン・カーブを組み合わせて説明するよりも3Dでイメージできるのでアバウトながら捨てがたいものがあります。

スピー湾曲は下顎の犬歯、小臼歯、大臼歯の咬頭頂と下顎頭の前縁を結ぶ仮想の曲線ですが、この円弧は下顎枝の下方への成長が大きいほど強くなり、下顎枝が短いほど弱い（フラットな）曲線となります（図10-2）。もしも咬合平面がフラットであれば、前方運動や側方運動時の上下歯列は後方歯群で離開量が大きくなり、クリステンセン現象が著明になるはずです。スピー湾曲があることで下顎が関節隆起に沿って偏心運動を行ったときでも、上下の歯列間隙をほぼ等距離に保つという役割があります。

一方、側方調節湾曲であるウイルソン・カーブは前頭面から見たときに左右の大臼歯の頬側咬頭と舌側咬頭を結ぶ仮想線の呼称ですが、この湾曲は上下それぞれに存在し上下でそのアークは異なります。これにより、上下歯列の頬側の咬合面間にフリーウェイ・スペースが確保されることになります（図10-3〜6）。

3) クリステンセン現象の秘密はSCIと咬合平面にあり

田中君がラボから戻ってきたようです。

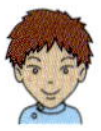

ちょうどいい模型がありましたから、チョット借りてきました。

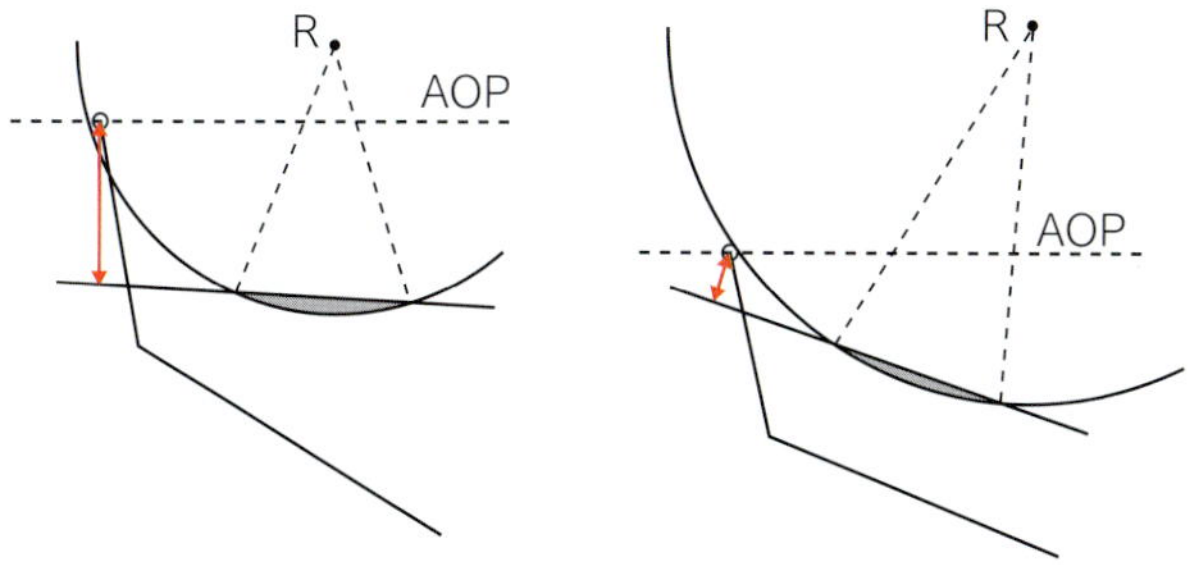

図10-2　DPO（ヒンジ点から咬合平面までの距離）が小さいほどスピー湾曲の半径は大きく、DPOが大きいほどスピー湾曲の半径は小さい[10,11]。

ウィルソン・カーブの定義と意義

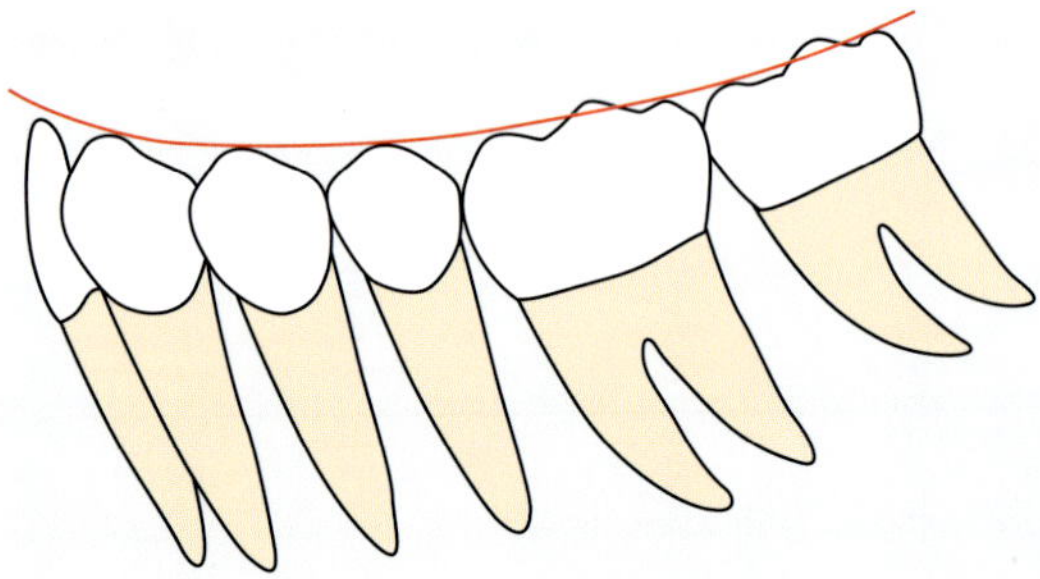

図10-3　下顎の矢状調整湾曲（参考文献11より引用・改変）。

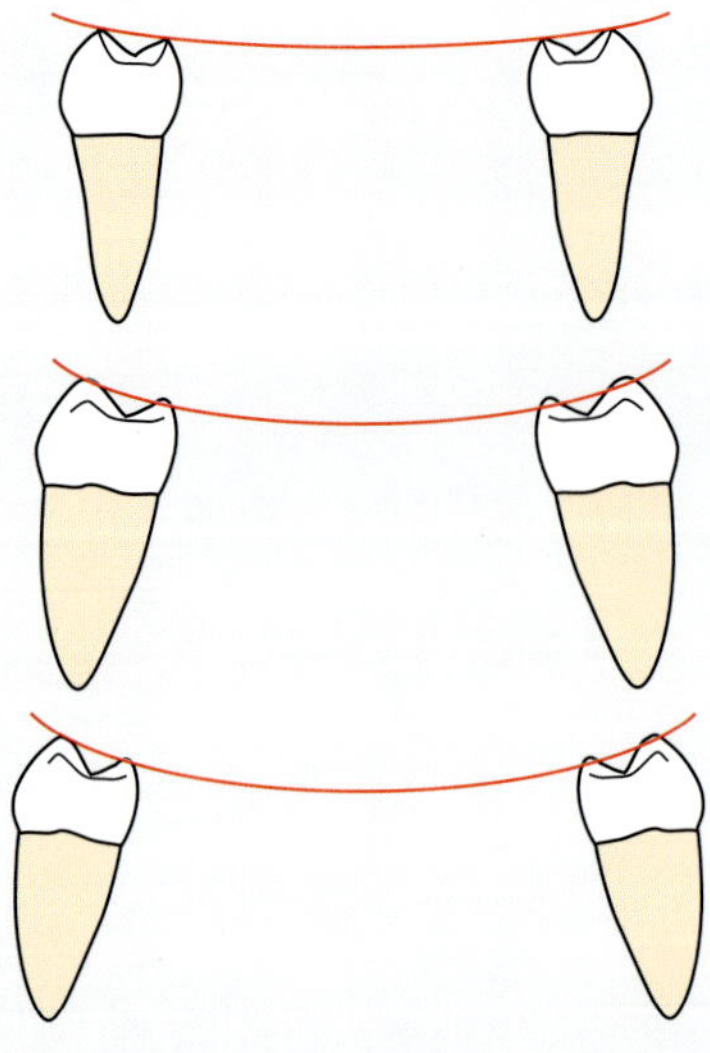

図10-4　下顎の側方調整湾曲（参考文献11より引用・改変）。

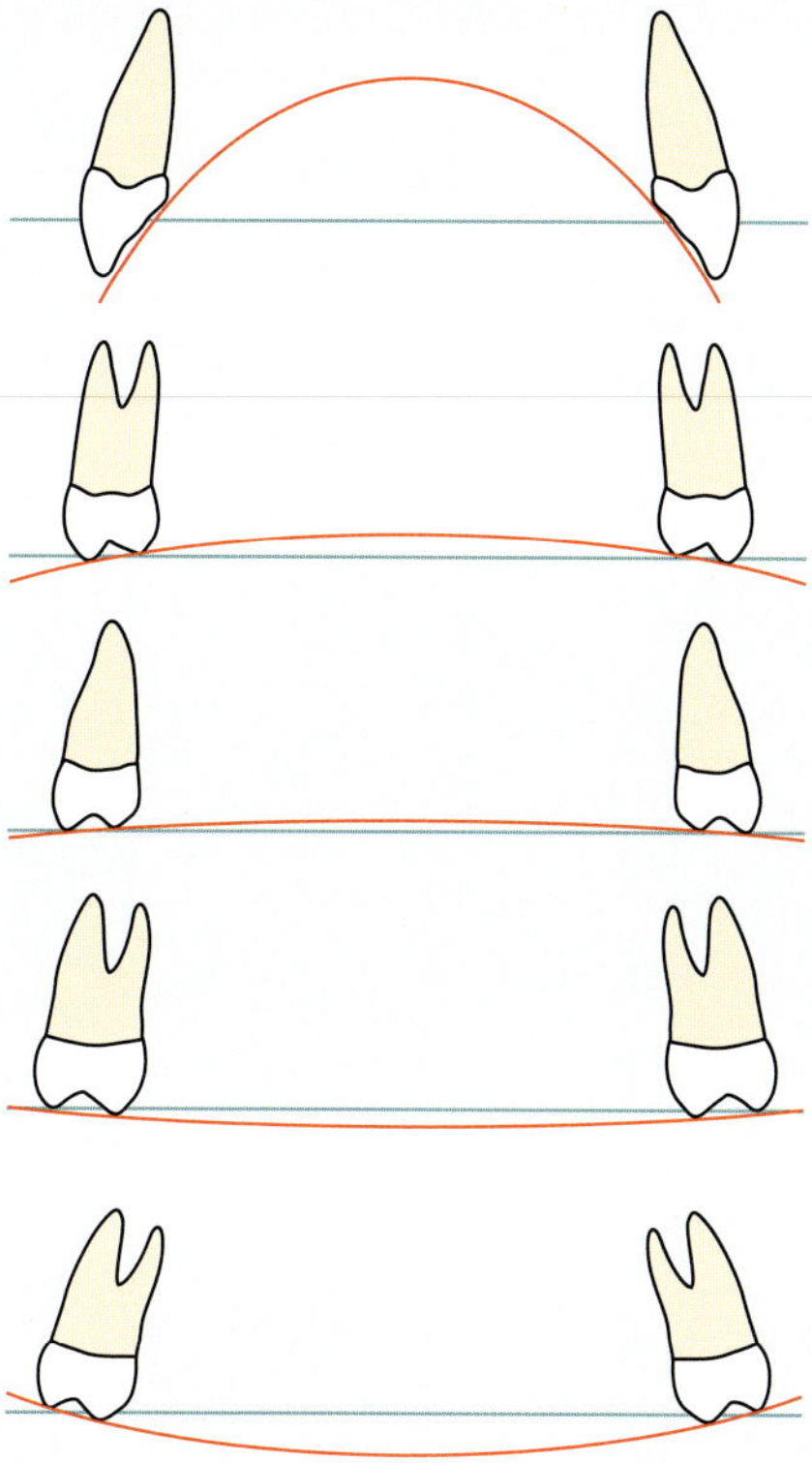

図10-5　ウイルソン・カーブは前頭面に現れる下顎および上顎の咬合湾曲のことである（参考文献11より引用・改変）。

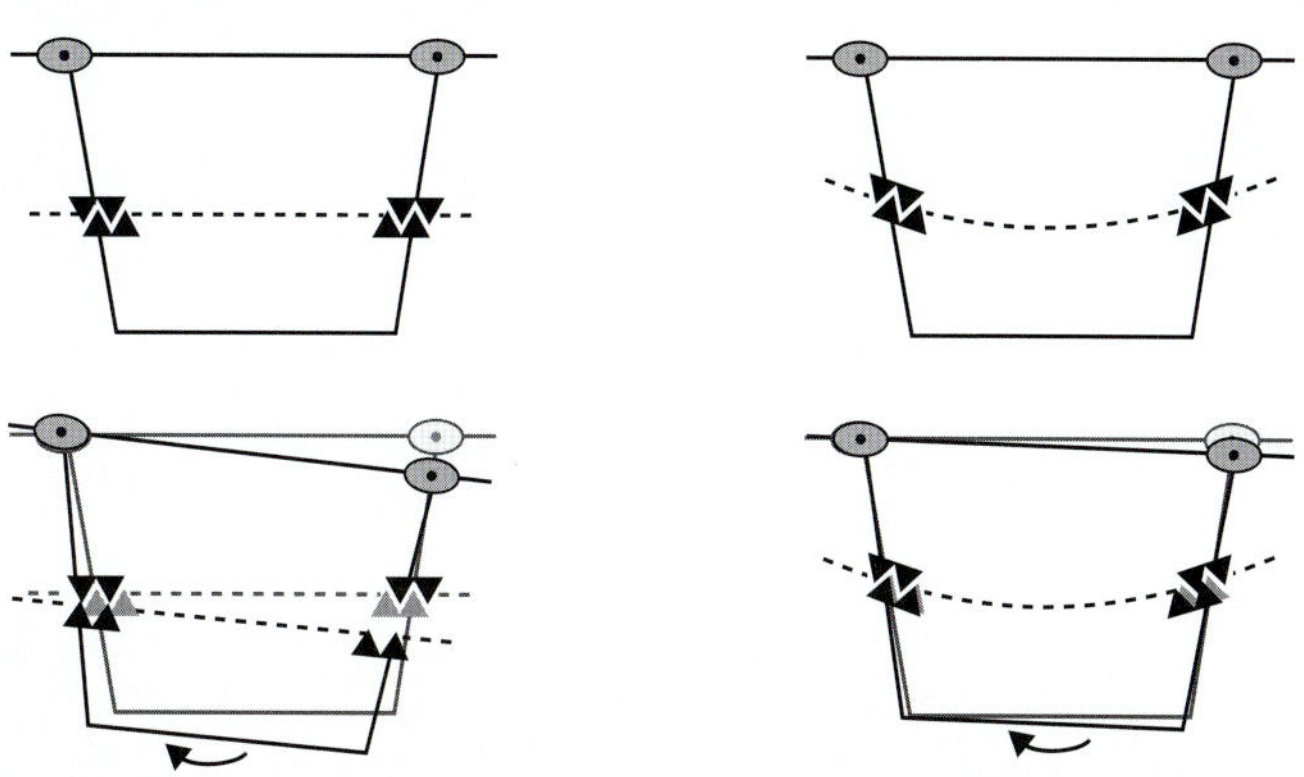

図10-6　ウイルソン・カーブの意義。湾曲をつけることによって作業側の咬頭は干渉しにくくなり、非作業側は舌側咬頭の角度が強くなるので離開しにくくなる（参考文献12より引用・転載）。

その咬合器のＳＣＩ（矢状顆路角）は何度になっていますか？

エート・・・、左右とも40度ですね。

じゃあ咬合器の下弓を5ミリほど前方に動かしてみてください。ロウ堤はどうなりますか？

あ～、先生の言っていたように臼歯部にかなり隙間ができました。なるほど、そういうことなんだ。

側方運動させたときはどうですか？

同じようにスペースができます。

それがクリステンセン現象ですよ。そのスペースを小さくするにはどうするかわかりますか？

田中君が咬合器をいじり始めました。フォッサ・ボックスを調整してＳＣＩを変えています。

わかった！ ＳＣＩの角度を小さくすればクリステンセン現象が小さくなるんだ。

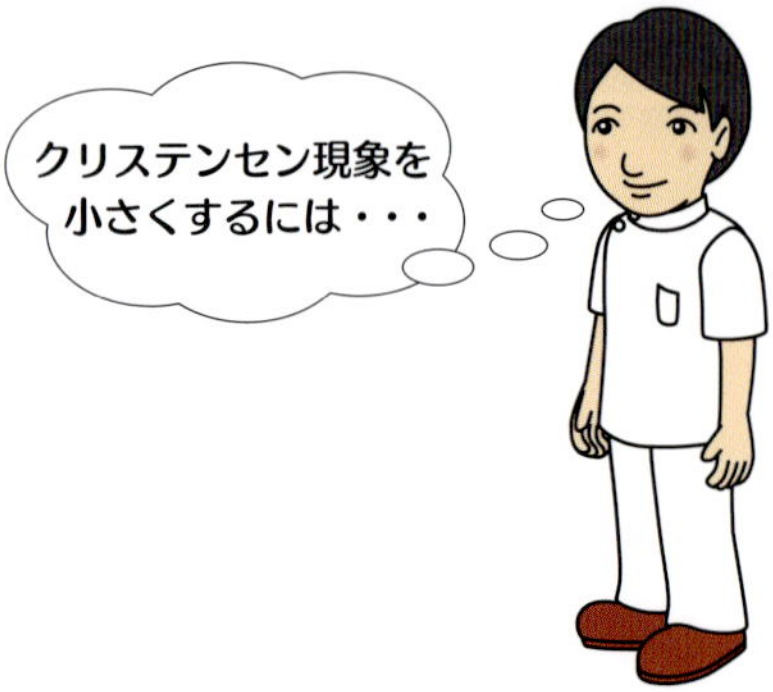
クリステンセン現象を
小さくするには・・・

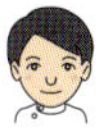

オーッ、すばらしい！　さすがは田中先生ですね。その咬合器にマウントされている咬合平面がアキシス・オルビタール・プレーン（AOP）に対して10度だとしますね。現在のSCIは40度に設定されているからスピー湾曲を与えていないフラットなロウ堤では当然、臼歯部の離開量が大きくなりますね。だから先生の言うようにSCIの角度を咬合平面の角度に近づけていけば、臼歯部の離開量は狭まってくる。もうひとつはロウ堤の角度、つまり咬合平面がSCIと同じ40度ならクリステンセン現象は生じないはずだけれど、そんなに急峻な咬合平面はありえない。日本人の天然歯列の平均的な咬合平面はAOPに対して10.5度ですからね。総義歯の場合ならもう少しフラットな咬合平面を与えたいけれど、そうするとクリステンセン現象はますます大きくなるから、解決策として考えられるのが調節湾曲の付与ということになるのです。

4) 咬合平面の基準点はどこ？

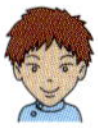

ところで森先生、クリステンセン現象の秘密がSCIと咬合平面にあることはわかりましたが、説明を聞いていると咬合平面って曲面ということになりますよね。ボクたちが学校で習ったのは鼻聴道線、カンペル平面でしたっけ？　それと平行になるようにって教わったんですけど、フラットな面ではないってことですね。

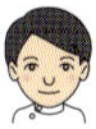

正確にいうと人間の身体に直線は存在しないということですね。セファロ分析にしても角度や距離を算出するために便宜的に仮想線を設定している

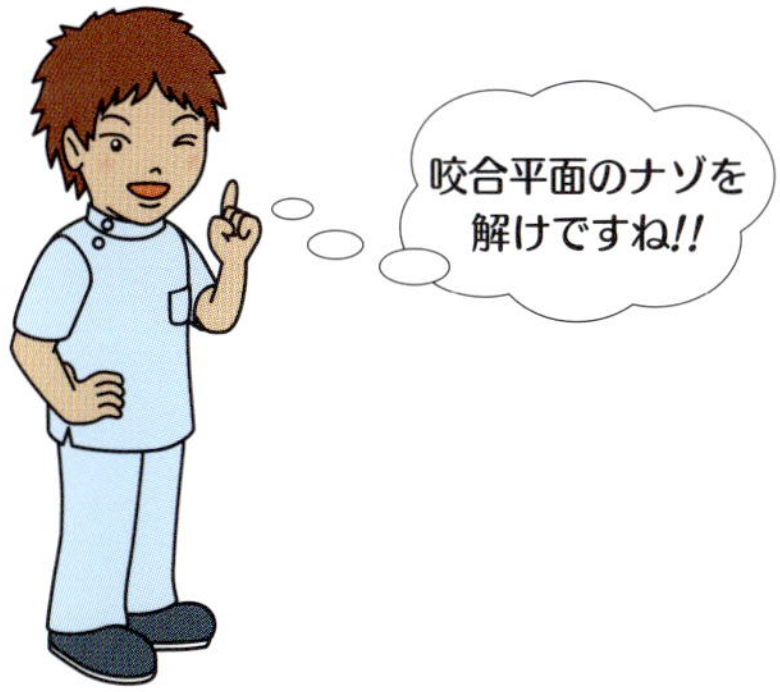

だけですから咬合平面を作図する場合、どのポイントを使うかで、その角度は変化するんですよ。

ヘエーッ、知らなかった。それでボクはどの咬合平面を使えばいいんですか？

一般的には補綴学的咬合平面（図10－7）が用いられることが多ですけれど、これは下顎の中切歯の切縁と左右の第一大臼歯の遠心咬頭頂を結んだときにできる三角形の仮想平面のことですね。正常な成長、発育をしたⅠ級骨格の人のセファロ上では、この線の延長線上にXIポイントがくることもついでに覚えておいたほうがいいですね（図10－8）。このほかにもDownsの咬合平面のように上下中切歯・切縁の½の点、つまりオーバー・バイトの中間点を基準にしているものもありますし、上顎に咬合平面を求めた自然咬合平面というのもありますよ。だけど実際の咬合平面はスピー湾曲やウイルソン・カーブといった調節湾曲があるから、2つ以上の平面で考えないと解決できない問題が出てきますね（図10－9）。そのあたりは田中先生もそろそろ限界のようだから後日にしましょう。

助かった！　アタマが迷宮入りしそうですけど、咬み合わせを勉強していると一つひとつの糸が順番につながっていく推理ドラマみたいで面白いですね！

前にも言ったけど、田中先生の表現には時々「ほー」と思わせるものがありますね。でも、患者さんの前では「先生らしく」でお願いしますよ。

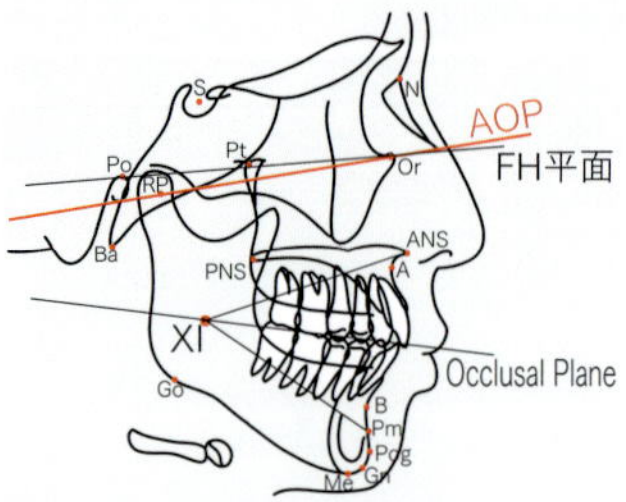

図10-8　延長線上にXIポイントが存在する。

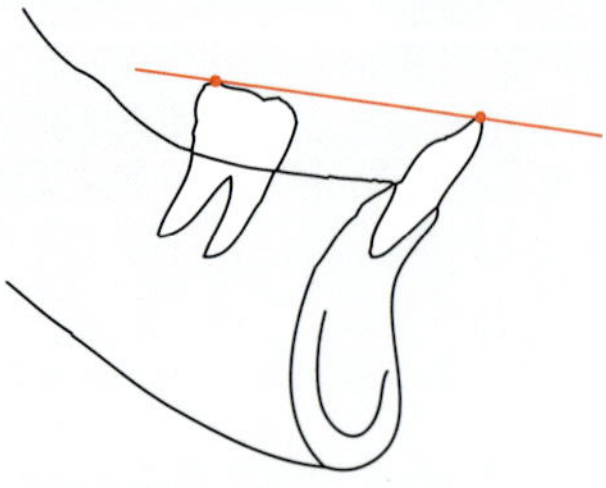

図10-7　補綴学的咬合平面。

お任せください。

今日はこのあたりまでにしておきましょう。来週はこの続きをCADIAX分析と絡めてやるので、ここまでのところをしっかり復習しておくこと！　とくにオクルーザル・プレーンは咬合治療のキー・パーソンですからね

ハア～、やっと終わった。

田中先生、これからですよ。

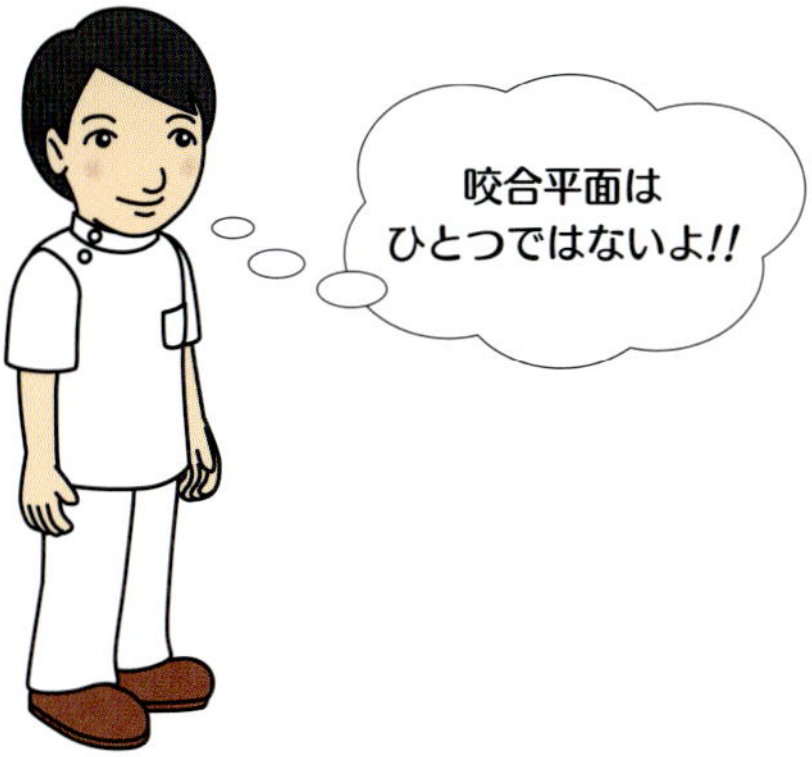
咬合平面は
ひとつではないよ!!

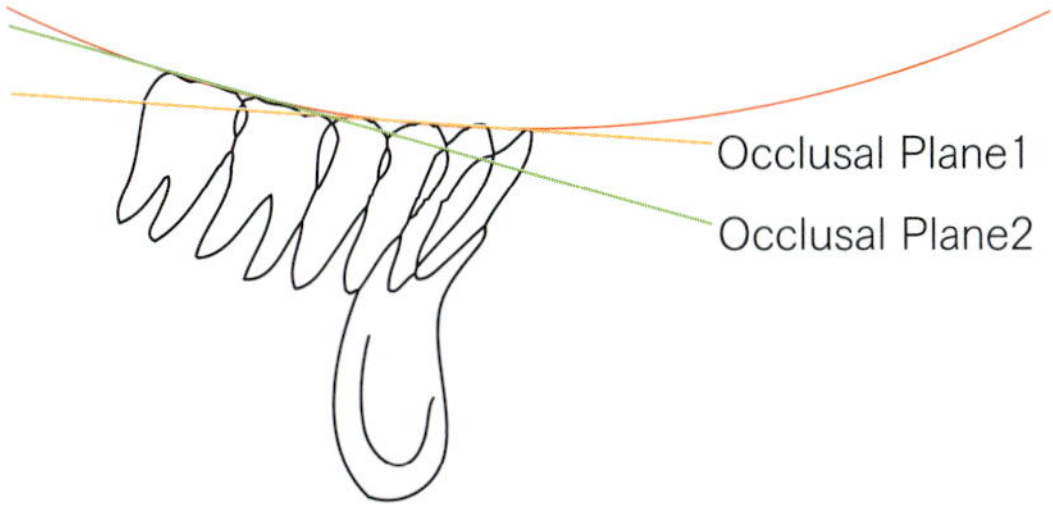
Occlusal Plane1
Occlusal Plane2

図10-9　咬合平面を求めるときには２つ以上の平面で考える。

11 CADIAXの情報収集と分析

1) 鉄は熱いうちに打て

さすがにお疲れ気味の田中君ですが、まだまだ試練は続きます。午前中に採得したCADIAXデータを見ていた神田院長が田中君を呼びとめました。

田中君、森先生から聞いたけど、今日は頑張ったようだね。

もうしっかり、ヘロヘロです。

そうかな？　まだまだ元気そうだな。森先生の話ではCADIAXの分析は来週になったようだけど、患者さんの次回のアポはいつになってるのかな？

来週の午後からです。

それでは間に合わないな。今からCADIAXの基本的な分析法を教えてあげるから、来週までに少し予習しておきなさい。

これからですか～。

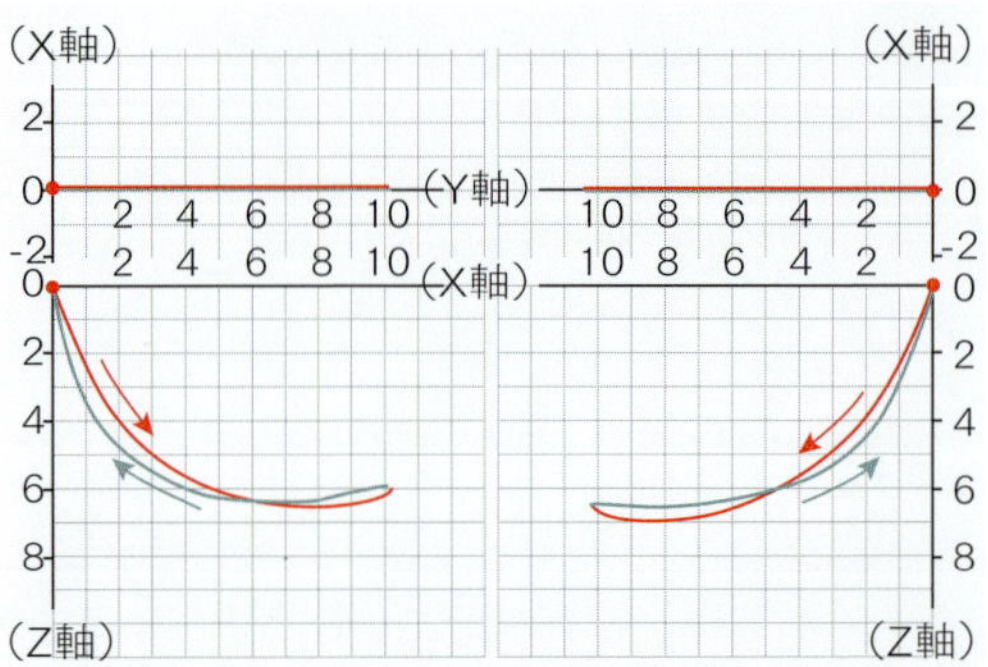

図11-1　正常なTMJ機能を有する者のオープン／クローズ時のライン。

「鉄は熱いうちに打て」と言うだろ！

ヒエ〜イ。

2) CADIAX分析の基本

田中君には最初にI級咬合の正常な顎関節の動きをレクチャーしておく必要があるな。

と言うことは、I級とII級、III級では動きが違うってことですか？

そういうこと。だけど基本はI級だから、まず何事も基本から覚えるのが上達の早道だ！

それはそうですけど、「明日じゃ鉄が冷えてしまう」って言うんでしょうね、院長のことだから。

ぶつぶつ言ってないで、モニターを見てごらん。これが正常者の下顎の機能運動時のラインだ（図11-1）。それからつぎに出したのが顎に機能障害を持っている患者さんのラインだ（図11-2）。同じ運動をさせたにもかかわらず、両者のラインには大きな違いがあることはわかるだろう。

後のほうは、ずいぶんにぎやかで複雑なラインに見えましたけど、正常者のほうのラインは何かピシッと決まっている感じですね。

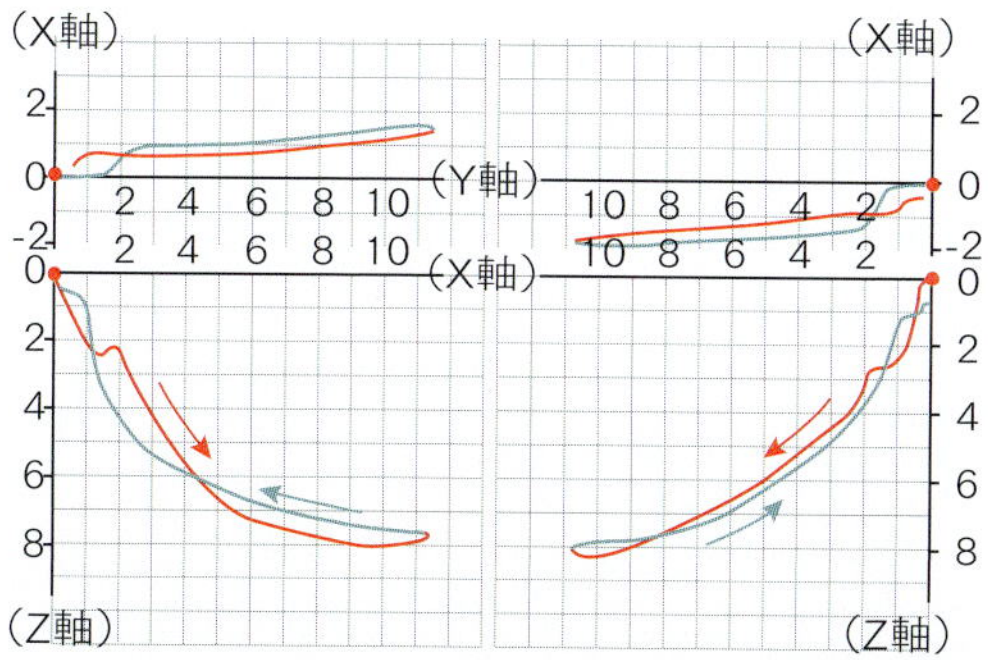

図11-2 機能障害を持つ患者のオープン／クローズ時のラインの一例。

まぁ、そういうことなのだが、何がどのように違うのかを明確にしないと、問題点がわかないだろう。だから、まずは全体像を把握するために描記された下顎運動路の軌跡を5つの項目に分けてチェックする。最初にCon-cave(コンケイブ)、ラインの形に異常がないかを見る。つぎにQuantity(クオンティティ)、これは動いた距離だ。3番目にQuality(クオリティ)、ラインに乱れがなく、スムーズで再現性があるかどうか、4番目がSide shift(サイド・シフト)の有無だ。これは左右側方向への偏位がないかをY軸上でチェックする。5番目はSymmetry(シンメトリー)で左右の動きの対称性はどうかを見るんだ。これらの解析に続いて動きのスピードや、開閉口運動時特有の回転と滑走運動が調和した動きをしているかどうかを見ていくのだけど、このときに患者さんの情報、たとえば、骨格パターン、咬合様式、咬合支持の状態、アンテリアー・ガイダンスをつかさどる前歯群の状態などを加えると、関節窩内で起こっている問題を絞り込んでいくことができるんだ。だから、あらかじめセファロ分析を学べるようにと考えて森先生にお願いしたんだよ。

お心遣い、ありがとうゴザイマス。

3) CADIAXの読み方

これらのチェック項目を頭に置きながら顎機能に問題のあるケースと比べていくんだ。最初に見せた正常な機能を営んでいる顎関節の動き(図11-

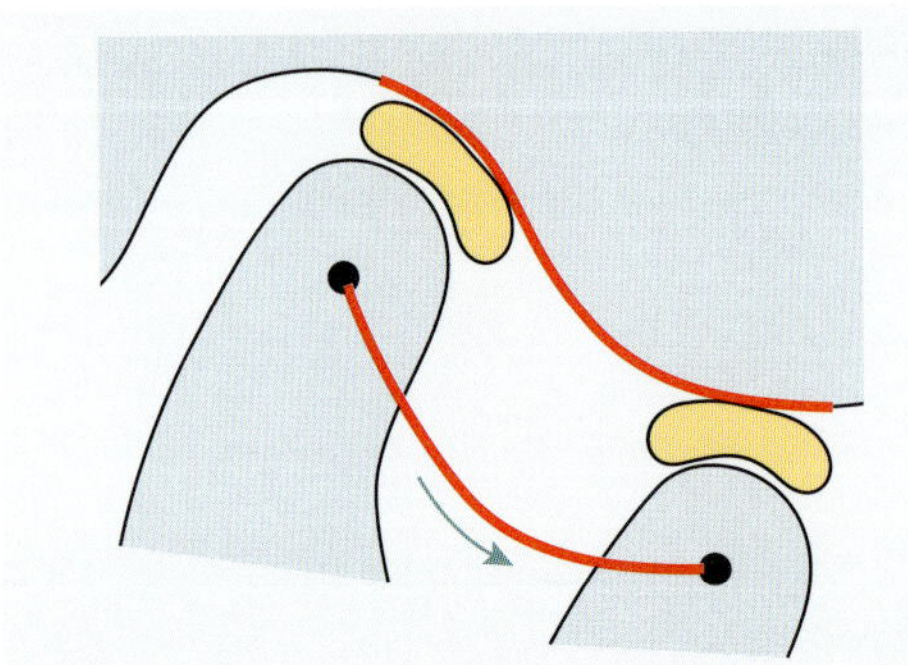

図11-3 Concaveで形を分析する。

1参照）に比べて，後のほうはラインが大きく蛇行しているのが見て取れるだろう（図11－2参照）。一見して，何かが起こっているなとわかる。だけど何が問題なのかは，先ほどのチェック項目をひとつずつ確認していかないと予測できないわけだ。そこで，まずConcaveの形をよく見てごらん。スプーンの底をなぞるような形をしているだろう（図11－3）。

ア～本当だ！

このラインは，下顎頭が関節円板を介在させた状態で，関節結節に押し付けられたまま滑走したときのラインだから，関節結節の形態やSCI（矢状顆路角）がチェックできる。

なるほど！　それがスプーンの底の形というやつですね。今，見ているほうは最初のカーブほど輪郭がピシッと決まってない気がするな。形は一応スプーンの形をしていますが，表面に錆が浮いているような感じですよね。サビか・・・。田中流表現だね，まぁいいだろう。つぎのチェックは何だった？

エ～ト，Quantityでしたね。これは動いた距離でしたっけ？

そうだ。下顎頭が偏心運動をしたときにどれだけ動いているか，その動く範囲を見なさいということだ。異常がないときの開閉口運動時の移動距離は約14ミリと覚えておくこと（図11－4）。

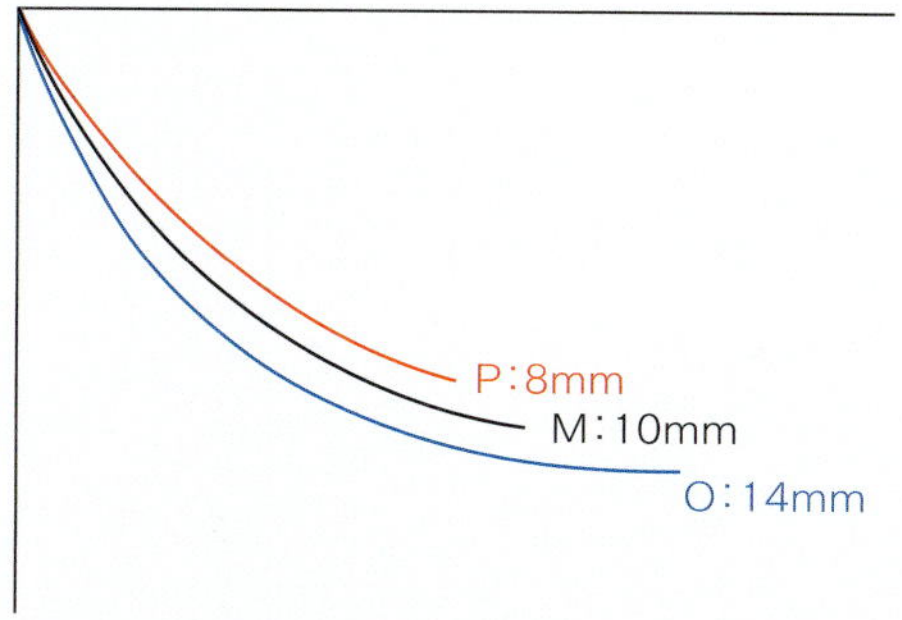

図11-4　Quantityで動いた距離を分析する。

それにしては、この患者さん、オープン／クローズでは18〜19ミリも動いてますよ。

この段階で顎関節内部のルーズニングが予測できるね。細かいことは後にして、3番目のチェックは？

Qualityでしたっけ・・・エ〜ト、Qualityって質という意味ですよね？

そう、前者と後者を比較すると明らかに後のほうがラインが乱れているね。もうひとつ、正常な顎関節を持つ人では、同じ運動を何度、行ってもラインが変わることがない。つまり再現性があるということだ。それに対し、顎関節に何らかの異常を持っている場合には、動かすたびに微妙にその動きが変化し、再現性に問題のあることが多いんだ。

そうなんだ。

4番目はSide shiftがあるかないかだけど、このケースはどうかな？

Side shiftっていうのはY軸上で見るんですよね。これは正常がストレートなラインだったのに対して一目瞭然、八の字を描いてますから、問題ありですよね（図11-5）。

そういうことだ。Y軸上でラインがクロスしたところに垂線を下ろして、X軸の動きと対比させてみてごらん。左側では前方2ミリのところでキャラクター・チェンジしているだろう。ここでクリックして、ディスクが下

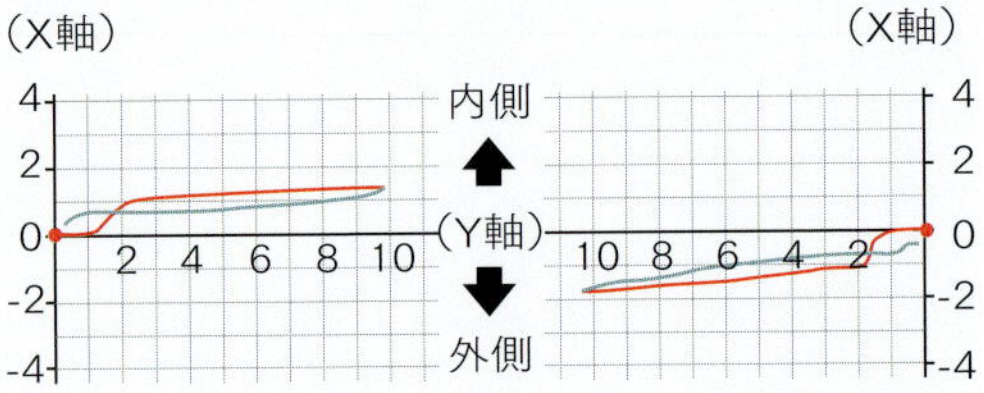

図11-5 Side shift。Y軸上での変化を分析する。この場合は内側偏位。

顎頭にリキャプチャーしたと考えられる。それから右側はどうかな？　Y軸上の前方4ミリ付近でクロスしているけれど、X軸上に描かれているラインは左側のように明確なキャラクター・チェンジが見られないね。でも、Y軸上では1ミリ程度も偏位している。と言うことは、かなり慢性的な問題、器質的な変化も考慮しておかなくてはならないわけだ。

院長、ずいぶんと横文字が入ってきてますけど、わかりやすい解説でお願いします。

ではわかりやすく説明しよう。キャラクター・チェンジというのは、下顎運動路の軌跡が一点を境に変化することをいう。左側は折れ線グラフのように明確な変換点があるから、ここでディスクから落っこちていた下顎頭がディスクに乗り上げたと想定できる。下顎頭と関節円板が本来あるべき位置に戻ることをリキャプチャー、そのときの瞬時の動きをクリックというんだ。クリックがあるときは下顎頭の位置、耳珠の前方に指を軽く添えて開閉口運動をやってもらうと、その動きを指で感じることができるし、極端なときはクリック音が聞こえる。これでいいかな（図11-6）？

よくわかりました。

では、5番目は？

エ～ト、何でしたっけ？

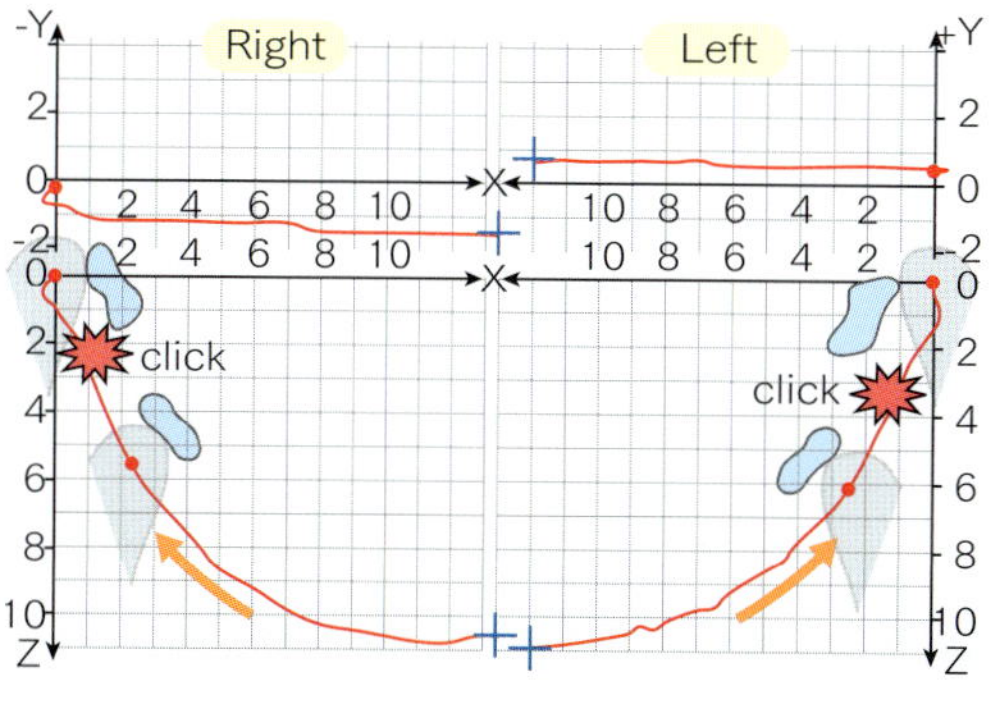

図11-6　2ヵ所のキャラクター・チェンジを認める。

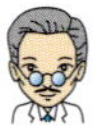

Symmetry、ラインの対称性を見るんだ。このケースでは左右の動いている距離が違うし、ラインの個性も異なっている。Y軸上の動きも右側は上方に、左側は下方にラインが変化してることがわかるだろう。正常に発育した骨格で、顎関節に異常のない場合にはX軸、Y軸上の動きは左右対称なラインを描くものだけれど、顎関節に問題があるとき、とくに下顎が側方偏位しているようなケースでは左右の動きが大きく異なることがある。このことは要注意だから覚えておいたほうがいいぞ。

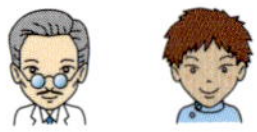

動きのスピードと開閉口運動時特有の回転と滑走運動（図11-7）というのはどういうことですか？

顆頭の動きというのは、関節円板が介在しているときはスムーズでスピーディに動くのだが、ディスクから外れるときはブレーキがかかるようにスピードが遅くなる。逆にディスクから外れた位置にあった下顎頭がディスクに乗り上げる瞬間はスピードが一気に上がる。だからスピードを見るためにタイム・カーブといって時間軸で評価する診断法が有効なわけだ。回転と滑走のコンビネーションでの診断もRPを評価するのに有効だが、田中君もお疲れのようだから後日説明することにしよう。

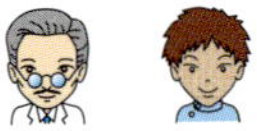

そうしていただければ、助かります。

うん。しかしその前にあと少しだけ続けよう。この症例は、実は臼歯部欠損でインプラント治療を希望されて来院された患者さんだ。長期間パーシャル・デンチャーを使用されていて、顎位が明らかな低位咬合になって

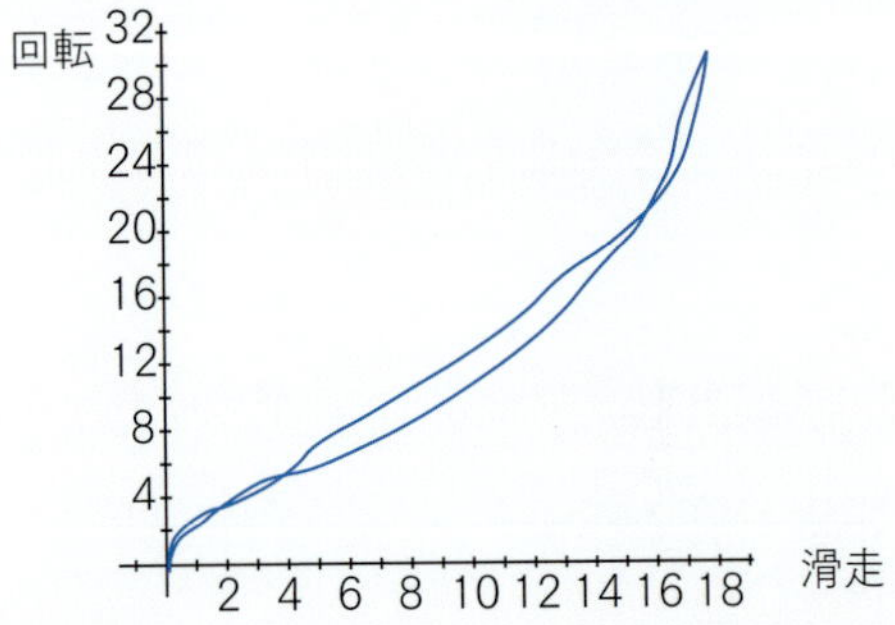

図11-7　下顎の開閉運動時の回転と滑走のコンビネーション。このグラフでは最初に時計回りの回転運動からスタートし、その後、回転・滑走が調和（外側翼突筋と舌骨上筋群が機能）して開口し、最大開口時のピークから閉口筋群がバランス良く機能し、最後に反時計回りの回転でリファレンス・ポジションに戻っていることがわかる。

いたために下顎が後方に下がり、ディスクからリダクション、おっと関節円板から顆頭が後方に逸脱してしまっているケースだ。この状態でインプラント補綴すると、補綴物に過重な負荷が加わってしまうことが予想できるから、まずは下顎頭の位置を正常な状態に持っていくアプローチが必要だとわかるだろう。

田中君の長い1日が終わり、やっと帰宅できそうです。午前中に患者さんの顎機能診断を行い、午後からはセファロ・トレースと分析、最後にCADIAXの読み方など、基本的な部分だけとはいえ、1日でこれだけの内容をこなすことができたのは、そばにインストラクター役の森先生がいたからこそのボリュームです。

さて、田中君たちは顎機能診断を行うためにCADIAXを使用していますが、装置の扱い方に大きな違いはありません。ここで重要なポイントは顎の誘導法です。下顎位をターミナル・ヒンジ・ポイントに誘導するときは、術者の意志による強い力を加えることなく患者さんの筋の働きをサポートするがごとく繊細に行われなくてはならないのだと言うことです。

セファロ・トレースは撮影したフィルムがなければ、練習のしようがありませんので、友人を頼るなどして矯正を手がけている先生に教わるか、全国にいくつか同じようなコンセプトで勉強会を開催しているスタディ・グループがありますから、それらのグループに入会されて基本を学ばれるのが近道でしょう。もちろんセファロ・トレーシングのコースを受講する方法もあります。

セファロ分析の基本程度でしたら、大学時代の矯正学の教科書をもう一度紐解け

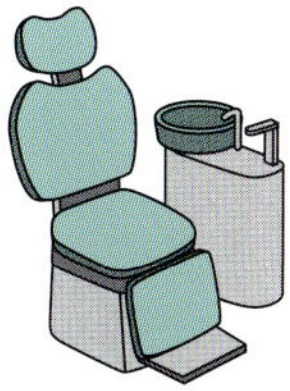

ば十分ですが、それをいかに咬合治療にリンクさせていくかということになると、やはりスタディ・グループで研鑽を積むのが一番だと思います。

咬合の再構築を行うには補綴の知識はもちろんのこと、矯正やインプラントの知識がなければ多様なケースに対応できません。CADIAXの読み方の基本は田中君を通して今後も一緒に学んでいきましょう。

4) アフターファイブも大切だ

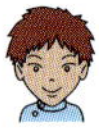
地獄のような1日とは、まさに今日のような日のことを言うんだな。きっと！　さすがにヘロヘロだよ。こんな日はガード下の焼き鳥屋にでも行って、冷たいビールでストレスをゴックン一気飲みだな〜。

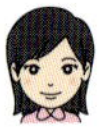
田中センセー！

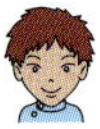
あ〜、花島さん、どうしたの？

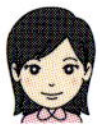
今からお帰りですか？

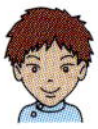
そう、もうダウン寸前だよ。今日はアシスタントをありがとうね。花島さんもお帰りですか？

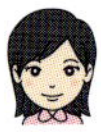
そうですけど、先生お食事は？

◆下顎誘導法

下顎誘導法にはローリッテン法、ドーソン・テクニックやアッシュとランフォードの片手誘導法（スリー・フィンガー法）、さらにはレジンやワックスで作製したジグを中切歯に装着したものを下顎の誘導路として用いる方法、あるいはジグの代わりに厚さ0.25ミリのプラスティック製の短冊を咬合状態に合わせて重ね合わせて用いるリーフ・ゲージ法などがある。

しかし、ターミナル・ヒンジ・アキシス（THA）を採得する場合には、患者自身の筋による後退運動を介助する程度にとどめることがポイントである。

そのために患者の筋反射に大きな影響を与えないよう、皮膚に触れる範囲は極力狭い範囲で、力を加えることなく、しかも後方に戻る動きを補佐するときに顎が上下、左右に偏らないようにオトガイから正中方向で、かつ支えた指から肘の延長線が左右の下顎頭を結んだ線の方向を指すようなポジションをとる必要がある。

オーストリア・ナソロジーの提唱者であるスラバチェック先生の方法は、ローリッテンのテクニックに近似しているが、さらに繊細な感覚を指先に求めているためか、壁に掛けてあるペーパー・タオルを親指と人差し指でつまみ出すようこれからだけど、一緒に行きますか？

ワ〜ッ！　先生がご馳走してくれるんですか？　すぐ近くに美味しいイタリアン・レストランがあるんですけど、そこのピザがスッゴク美味しいんですよ！

田中君は、花島さんにピザをご馳走することになったようです。

ここ、ここですよ！　結構人気があっていつも満員なんですよ、今日は大丈夫かな？

じゃあ聞いてきますよ。ここで待っててください。・・・オッケーですよ。いい席が取れましたよ。ラッキー！

レストランのなかで2人が食事を始めました。

花島さんはお酒もいけるんですか？

少しだけ・・・、嗜む程度ですよ。

嗜む程度っていうのは？

な形でオトガイを前下方から軽くつまみ添えている（写真参照）。

いずれにしても強すぎる力は下顎頭を関節円板の後縁方向に押しやったり、後下方へ伸展させかねないので注意が必要である[13]。

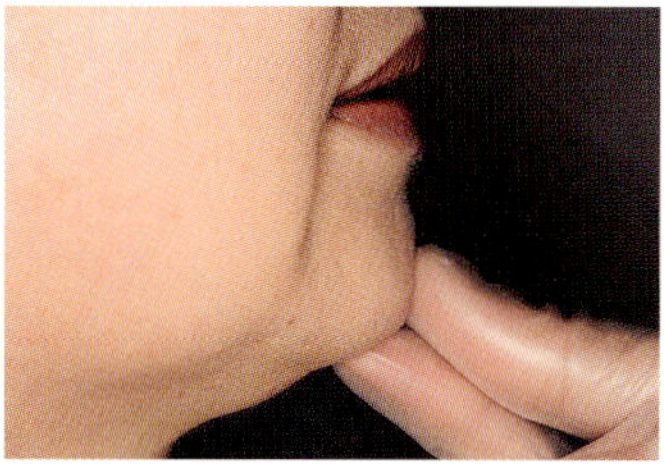

ワイン1本ぐらいかな？

そりゃー、立派な酒豪ですよ。

フフフ、とりあえず今日の田中先生のお仕事にカンパーイ！

5）一人前の歯科医師になるには〝石の上にも10年〟のつもりで

ん～、マイウ～ッ！　仕事の後の一杯は最高だネ。花島さんはこのお店によく来るの？

たまにですよー。お給料日の後とかに友達の衛生士さんなんかと一緒に。

本当は彼氏ッしょ。

違いますよ～。けど、田中先生だったら悪くないかも・・・。

ゲホッ、それはそうと、花島さんっていつの間にコンダイロ・グラフのことを覚えたんですか？

5年もアシスタントしていれば、誰だってできるようになりますよ。

◆待合室考その①

待合室もその気になってのぞいてみると、当たり前と思っていたことがそうではなかったり、こんなものがほしかったんだなどと新しい発見ができるものだと気づかされることがある。ディスカバリー・待合室の勧めといったところである。

とりあえず大小病院の待合室や美容院、銀行、役所、カー・ディーラーなどを思い起こすだけでも良いであろう。それぞれの職種の待合室の備品や配色、その場の雰囲気を見ているだけで、待合室とはその職業の一面を凝縮したのぞき窓だということに気づくことがある。

ひとつの職種をとってみても、民間企業や個人経営の店では待合室に対する配慮をみるだけで、経営者の考え方や店の職業への思い入れを汲み取るところができるはずである。

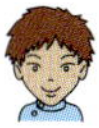
5年か〜、ボクはまだ3年だもんな！　上手くできなくて当たり前だよな。

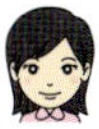
田中先生はコンダイロ・グラフとかはあまり使われたことがないんでしょう？　でも、それであれだけスムーズにできていればスゴイと思いますよ。

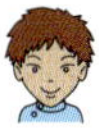
そうかなぁ、自己嫌悪に陥っちゃうよ・・・。つい森先生と比べちゃうもんな。

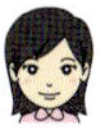
森先生は10年以上の経験をお持ちのはずですから、比べると叱られますよ。

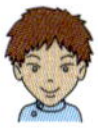
そっかー、先は長いな〜。

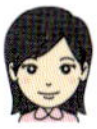
田中先生でも落ち込むことがあるんですね。いつも自信に満ち溢れているように見えるんですけど。

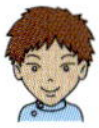
こうみえてもボクは気が弱いんです〜。

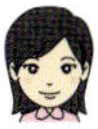
そうは見えないですけどね。でも、「案ずるより産むがやすし」。経験の数だと思いますよ。田中先生はセンスがいいし、患者さんの評判もとっても良いんですよ！

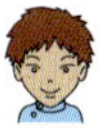
ホント？　そうかー。ヨーシ！　早く帰って、明日もガンバロ！

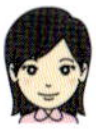
エーッ、もう帰っちゃうんですか〜？

◆待合室考その②

待合室のバリエーションという視点でみるかぎり、数ある職種のなかで歯科医院ほど多種多様な職業はないのではないかと思えるほどである。

ここはエステか美容院かといった風情の診療所もあれば、重役室のように秘書がいる気分にさせてくれるところや、イタリアン・レストラン風や純和風、子供のために遊園地さながらのプレイルームを造りゲーム機を設置しているところもある。そうかと思えば、要介護者の患者さんのために車椅子で自由に出入りできるように配慮されているクリニックもある。

もちろん昔ながらのクラシック診療所もまだまだたくさん存在しているが、面白いのはその待合室の風景と患者さんの雰囲気が良くマッチングしているように感じられる匂いのようなものがある。

患者さんがそれを選んで、つまり待合室の雰囲気をつかんで受診する医院を決めているのか、それとも院長が患者さんをスクリーニングするために待合室をデザインしているのか、ということだが、おそらく両方、「どちらもあり」ということであろう。

がぜんやる気の出てきた田中君です。さてここまでは、患者さんの右上第二大臼歯に装着したセラミック冠の破折から始まり、基本的な咬合器の使い方、早期接触、咬頭干渉、咬合干渉の違い、顎機能診断データの採得、セファロ・トレースと分析、それに基づく診断、CADIAX分析の基本などについて解説してきました。

後半では、これまでに集めたデータを使って、いよいよ具体的な治療に進んでいきます。

田中君は果たして破折の原因を解明し、患者さんの治療に成功することができるでしょうか。今後の田中君の奮闘に期待しましょう（下巻に続く）。

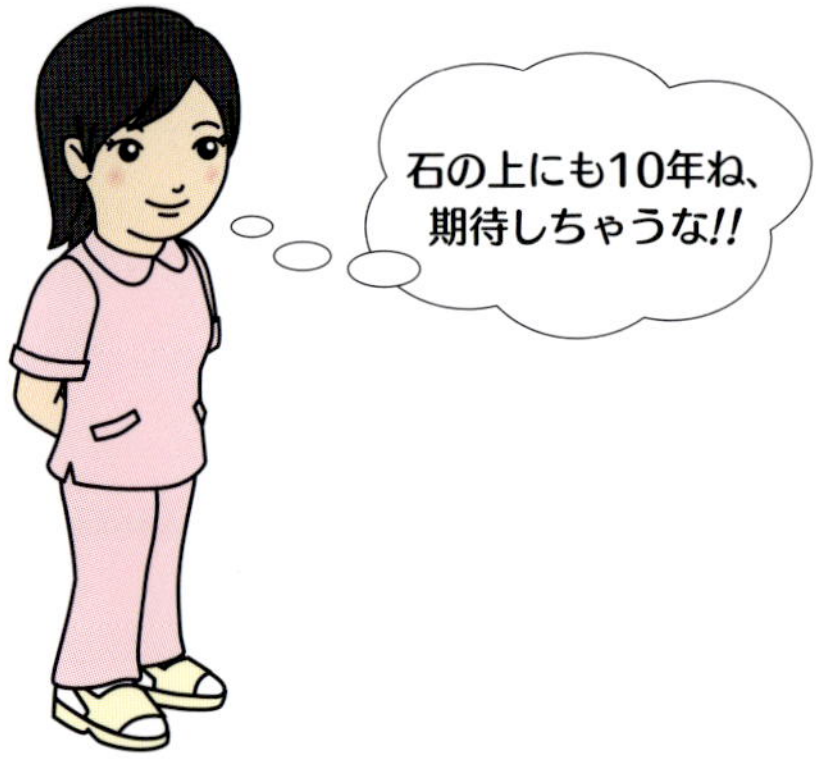

◆待合室考その③

最近の傾向は待合室も診療室も「完全禁煙」で、「明る く清潔」「都会的」である。一般的に「待合室」というと灰皿、テレビ、雑誌が置かれていることが、これまで抱かれていたイメージだが一億総健康志向と日本のメディアが煽っているせいであろうか、そうでなかった人（レトルト食品やコンビニ弁当で済ませている人）でも、自分が歯科を受診しなければならなくなるや突然に健康志向同人会員となり、先の病院探しが始まるということらしい。

そういうこともあり、健康志向もあまり過度になってはいけないが、診療所イコール禁煙は理想的歯科医院の条件として定着しつつある。

待合室の代表ツールであるテレビにしても、おそらく近い将来待合室から姿を消すであろう。その理由はチャンネルの押しつけだ。

今や音楽や映像は個人がパーソナルに楽しむ時代であり、イヤホーンを携帯機器に差し込んで地上デジタル放送やインターネットやゲームといったふうにそれぞれが個々に時間を使っているわけで、そういう意味では待合室に置く雑誌も医院のセンスや院長の知的レベルを見透かされる怖いツールと考えておくほうが良さそうである。

参考文献・上巻

1．E. Piehslinger(著)，佐藤貞雄，石川達也，青木　聡，渡邉　誠，豊田　實（訳）：臨床家のための歯科補綴学―顎機能と機能障害の診断を考慮した歯科治療―．東京：クインテッセンス出版．2007；61.

2．保母須弥也（編集），保母須弥也，高山寿夫，波多野泰夫（著）：新編咬合学事典．東京：クインテッセンス出版．1998；664.

3．保母須弥也（編集），保母須弥也，高山寿夫，波多野泰夫（著）：新編咬合学事典．東京：クインテッセンス出版．1998；693.

4．佐藤貞夫，玉置勝司，榊原功二：ブラキシズムの臨床．その発生要因と臨床的対応．東京：クインテッセンス出版．2009；39.

5．保母須弥也（編集），保母須弥也，高山寿夫，波多野泰夫（著）：新編咬合学事典．東京：クインテッセンス出版. 1998；407.

6．Clarke NG. et al.:Bruxing patterns in man during sleep. J Oral Rehabili. 1984；11：123-126.

7．Graf H.:Bruxism. Dent. Clin, North. Am. 1969；13：659-665.

8．小林義典ほか：ヒトの睡眠中のbruxismに関する臨床的研究，第１報．歯学. 1978；66：131.

9．Mohl, Zarb, Carlsson, Rugh(著)，藍　稔（監訳）：テキストブックオクルージョン．東京：クインテッセンス出版. 1993；62.

10. Orthlieb JD, Slavicek R.:Geometrische Interpretation der Spee Kurve. Z Stomatol. 1985；82：1-18.

11. 佐藤貞雄，玉置勝司，青木　聡，花島美和，榊原功二：やさしい咬合生物学―シークエンシャル咬合の理論と実際．第９回機能咬合の原理．the Quintessence. 2004；23(1)：183-192.

12. 花島美和，榊原功二，佐藤貞雄：やさしい咬合生物学―シークエンシャル咬合の理論と実際．第8回咬合設計．個々の歯の役割と機能的デザイン．the Quintessence. 2003；22(12)：83-92.

13. E. Piehslinger(著)，佐藤貞雄，石川達也，青木　聡，渡邉　誠，豊田　實（訳）：臨床家のための歯科補綴学―顎機能と機能障害の診断を考慮した歯科治療―．東京：クインテッセンス出版．2007；70-73.

14. 国際デンタル・アカデミー編：補綴に強くなる本．東京：クインテッセンス出版．1981.

15. Slavicek R.:The masticatory organ. Function and dysfunction, First Engrish edition. GAMMA Medizinisch-wissenschaftliche Fortbildungs-AG, Klosterneuburg. 2005；50-57.

16. 普光江　洋：SAMシステムを使ったダイナミックな咬合診断とその治療（Ｉ）．顎咬合誌．1991；12(4)：129-137.

17. 鈴木光男：顎口腔系総合診断システムを用いたダイナミックな咬合診断とその治療．顎咬合誌 1996；16(1)：41-48.

18. 佐藤貞雄：下顎位の概念と臨床的に求められる下顎位．日口健誌．2001；21(4)：376-383.

19. McHorris WH.:Focus on anterior guidance. J Gnathorogy. 1989；8：3-13.

20. 根津　浩，永田賢司，吉田恭彦，菊池　誠：歯科矯正学．バイオプログレッシブ診断学．株式会社ロッキーマウンテンモリタ. 1987.

著者略歴

普光江　洋（ふこうえ　ひろし）

1950年　高知県生まれ
1976年　城西歯科大学（現・明海大学歯学部）卒業、城西歯科大学総合歯科学教室助手
1978年〜1980年　保母須弥也先生に師事、国際デンタルアカデミー研修部長
1986年　高知県安芸郡田野町に普光江歯科診療所を開設
1987年　東京都中野区に普光江歯科クリニックを開設
2001年　ドナウ大学・タフツ大学・神奈川歯科大学における第１回インターナショナル・オクルージョン・スクール卒業
2007年　神奈川歯科大学大学院(成長発達歯科学講座)に院生として入学
ライフコアー社のインプラント認定インストラクター
現在に至る

●主な所属学会など

日本顎咬合学会会員（理事、咬み合わせ認定医・指導医）、IAAID－Asia(国際先進学際歯科学会アジア部会)会員（理事)、日本矯正歯科学会会員、AAP(米国歯周病学会）インターナショナル・メンバー、IMCD(近代臨床歯科研究会）主宰

●主な著書

「補綴に強くなる本（共著)」(クインテッセンス出版)

咬合に強くなる本 上巻

2009年６月10日　第１版第１刷発行

著　　者　普光江《ふこうえ》　洋《ひろし》

発 行 人　佐々木　一高

発 行 所　クインテッセンス出版株式会社
東京都文京区本郷３丁目２番６号　〒113‐0033
クイントハウスビル　電話 (03)5842‐2270(代表)
(03)5842‐2272(営業部)
(03)5842‐2279(書籍編集部)
web page address　http://www.quint-j.co.jp/

印刷・製本　サン美術印刷株式会社

ISBN978‐4‐7812‐0081‐1　C3047

定価はカバーに表示してあります